LAS ENSEÑANZAS DE YOGI BHAJAN

Leyes de la Vida

Editado por
Hargopal Kaur Khalsa

Kundalini Research Institute
Entrenamiento ❋ Publicaciones ❋ Investigación ❋ Recursos

© 2013 Hargopal Kaur Khalsa

Publicado por Kundalini Research Institute

PO Box 1819
Santa Cruz, NM 87532
www.kundaliniresearchinstitute.org

ISBN 978-1-934532-88-1

Traducción al español: Rai Singh
Revisión traducción español: Lluïsa Faner
Editora de producción: Sat Purkh Kaur Khalsa
Editor consultor: Nirvair Singh Khalsa
Fotografía: Prabhu Jot (Melinda) Hess, Convivial Design Studios
Modelo: Nirvair Singh Khalsa
Revisión KRI: Siri Neel Kaur Khalsa
Diseño & diagramación: PranaProjects: Ditta Khalsa & Biljana Nedelkovska

© 2013 Hargopal Kaur Khalsa, Editora. Todas las enseñanzas, colecciones de yoga, técnicas, kriyas y meditaciones son cortesía de Las Enseñanzas de Yogi Bhajan. Reimpreso con permiso. La duplicación no autorizada es una violación de las leyes aplicables. TODOS LOS DERECHOS RESERVADOS. Ninguna parte de estas Enseñanzas pueden reproducirse o transmitirse de forma alguna ni por ningún medio, electrónico o mecánico, incluyendo el fotocopiado o grabación o algún otro tipo de almacenamiento de información y sistema de recuperación, excepto que esté expresamente autorizado por escrito por Las Enseñanzas de Yogi Bhajan. Para pedir el permiso, por favor escribir a KRI at PO Box 1819, Santa Cruz, NM 87567 o vea www.kundaliniresearchinstitute.org.

Las sugerencias de dietas, ejercicios y estilo de vida en este libro provienen de antiguas tradiciones del yoga. Nada en este libro debe ser interpretado como consejo médico. Todas las recetas mencionadas en este documento pueden contener hierbas, productos botánicos e ingredientes naturales potentes que tradicionalmente han sido utilizados para apoyar la estructura y función del cuerpo humano. Siempre consulta con tu médico personal o profesional de la salud antes de hacer cualquier modificación importante en tu dieta o estilo de vida, para asegurarte que los ingredientes o los cambios de estilo de vida son apropiados para tu condición de salud personal y compatible con cualquier medicamento que estés tomando. Para más información sobre Kundalini Yoga como lo enseñó Yogi Bhajan® consulte www.yogibhajan.org y www.kundaliniresearchinstitute.org.

Este libro ha recibido el sello de aprobación de KRI. Este Sello es entregado a productos cuya precisión e integridad ha sido revisada en las secciones con contenido sobre el estilo de vida 3HO y Kundalini Yoga como lo enseñó Yogi Bhajan®.

*Para Yogi Bhajan quien dio y dio y dio.
Y sigue dando. Gracias*

Tabla de contenidos

∽

Introducción a Yogi Bhajan	ix
Introducción a las Meditaciones	xi
Los cinco Sutras de la Era de Acuario	xiv
La ley de Identidad	1
Meditación para la Facultad del Compromiso con uno mismo	6
La ley del Amado	9
Sarab Giaan Kriya	14
La Ley del Karma	19
Meditación para la Línea de Arco y Limpiar los Karmas	26
La ley del Hombre y la Mujer	31
Fusionador del Sol y Luna	38

La ley de la Comunicación   43
La Naturaleza de la Comunicación   *46*

La ley del Equilibrio y la Polaridad   49
Eliminar causa y efecto y
Equilibrar el yo   *58*

Las Leyes de la Vida   63
Sodarshan Chakra Kriya   *84*

La ley de la Naturaleza   89
Cubre tu karma   *94*

La ley de la Proyectividad   97
Conviértete en un maestro del espacio:
una meditación gutkaa   *100*

Leyes para Vivir   *103*
Siente a Dios dentro de ti   *108*

La Ley del Infinito   *111*
Lograr una Experiencia de Dios   *118*

Referencias   *121*

Acerca de la editora *139*

Recursos *143*

Introducción a Yogi Bhajan

Yogi Bhajan fue un maestro espiritual, un maestro de Kundalini Yoga, el Mahan Tántrico y un hombre de negocios consciente. Para él, los negocios eran un método mediante el cual se podían aprender y vivir los principios espirituales. Él tenía la habilidad de relacionarse con cualquiera. Él podía conectarse con personas a su propio nivel, y elevarlas. Cuando daba conferencias, era sorprendente como el sólo daba un vistazo a una persona exactamente cuando la sabiduría que él estaba compartiendo era apropiada para ese individuo. Cuando yo tenía una pregunta, incluso antes de que fuera expresada, él me miraba y la contestaba. Estábamos todos asombrados que esto pasara una y otra vez.

Yogi Bhajan, también era conocido como el Siri Singh Sahib de Sikh Dharma. Nació el 26 de agosto de 1929 en una parte de India que después se convirtió en Pakistan. Vino a Occidente a finales de los 60, inicialmente enseñando a los niños de las flores. Compartió una sabiduría eterna de tiempos ancestrales, entregada con una voz penetrante. El yoga y las meditaciones que enseñó cambiaron vidas y pusieron a las personas en contacto con su propia alma, con su propio ser y con el infinito.

La mayoría de la gente había oído hablar de la Ley del Karma, que se dice comúnmente como "lo que siembres, así cosecharás". Yogi Bhajan lo llevó a otro nivel. Habló sobre ir más allá del karma y nos enseñó cómo se puede lograr. Tres de estos enfoques incluyen seguir el Dharma. A menudo decía que dónde hay Dharma, no hay karma. El segundo enfoque es desarrollar la intuición para saber cuál será el impacto y las consecuencias de nuestras acciones antes de comprometernos con ellas. Y tercero, a identificarnos en cada situación que podría tener un resultado otro que uno con gracia.

Desde el tiempo de su llegada a Norte América en 1969, Yogi Bhajan mostró el camino para moverse desde el punto de vista pisciano a la conciencia de acuario. Él enseñó Leyes del Universo, Leyes de las Relaciones, leyes naturales —Leyes para vivir.

En una sola clase Yogi Bhajan hablaba a menudo de varios temas diferentes. Este pequeño libro fue compilado para combinar y compartir algunas de sus gemas sobre estas leyes. Cuando una cita me habla, a menudo la repito 11 veces al día durante 40 días. Ha sido asombroso ver cómo cambia mi conciencia y me eleva. Si también te afecta leer, cantar o hacer las meditaciones, por favor comparte con otros. Parte de la belleza de las enseñanzas de Yogi Bhajan son las experiencias personales que tenemos y la alegría de transmitirlas.

Introducción a las Meditaciones

COMENZANDO TU PRÁCTICA—ENTONÁNDOTE

La práctica de Kundalini Yoga como lo enseñó Yogi Bhajan® siempre comienza por entonarte. Esta simple práctica de cantar el Adi Mantra 3 a 4 veces, alinea tu mente, tu espíritu y tu cuerpo para volverte alerta, y hacer valer tu voluntad para que tu práctica pueda realizar su intención. Es una simple reverencia a tu yo superior y una alineación con el maestro interior. El mantra puede ser simple, pero te vincula a una cadena dorada de maestros. Todo un cuerpo de conciencia que guía y protege tú práctica: *ong namo guroo Deyv namo*, que significa, me inclino ante el infinito, me inclino ante el Maestro que está dentro.

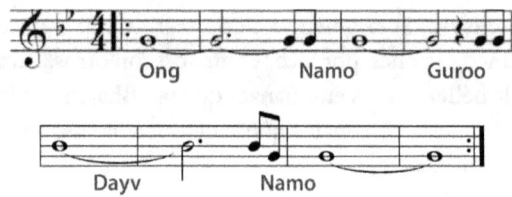

COMO FINALIZAR

Otra tradición dentro de Kundalini Yoga como lo enseñó Yogi Bhajan® es una simple bendición conocida como la canción del *El Eterno Sol*. Cantada o simplemente recitada al final de tu práctica, te permite dedicar tu práctica a todos ellos que han preservado y entregado estas enseñanzas de forma que puedas tener la experiencia de ti mismo. Es una simple oración para bendecirte a ti y a otros. Completa la práctica y permite que toda tu disciplina se convierta en oración, al servicio del bien de todos.

*Que el eterno sol te ilumine y el
amor te rodee y la luz pura
interior guíe tu camino.
Sat Nam*

GUÍA DE PRONUNCIACIÓN

Esta simple guía a los sonidos de las vocales en transliteración es para tu conveniencia. El Gurbani es un sofisticado sistema de sonido, y hay muchas otras pautas con respecto a los sonidos consonantes y otras reglas del idioma que se transmiten mejor a través de una relación directa alumno–maestro. Más pautas con respecto a la pronunciación están disponibles en www.kundaliniresearchinstitute.org.

Los Cinco Sutras De la Era de Acuario

1. Reconoce que la otra persona eres tú.
2. Hay un camino a través de cada bloqueo.
3. Cuando el tiempo este sobre ti, comienza y la presión se ira.
4. Comprende a través de la compasión o malinterpretarás los tiempos.
5. Vibra el cosmos, el cosmos deberá despejar el camino.

La ley de Identidad

La ley es: si tú eres tú, entonces todas las cosas vendrán a ti.

Tú se tú dentro de tu Dios. ¡Una línea! ¡Todo vendrá a ti! Esa es una ley de la naturaleza que nadie puede negar. Si una mujer se convierte en una mujer en sí misma y habita dentro de Dios, esa mujer no debería tener ningún problema. Eres el canal creativo de Dios; por lo tanto, cualquier distancia entre tú y tu Dios se llama inseguridad.

Debes entender que la única forma en que puedes ser reconocido por el mundo internacional es si te conviertes en tu propia identidad. Solo recuerda que es una ley.

Debe haber un equilibrio interior. La frecuencia fundamental es "yo soy, yo soy". Esta es la ley más antigua, es la ley más nueva y es la primera ley. "yo soy yo soy." Más allá de eso, nada te hará feliz y nada te parecerá muy bueno.

—•—

Eres la Kundalini en cada hombre. Tú eres el universo. Solo sé quién Dios quiere que seas. No estés en un cuerpo humano, o lo que crees que deberías ser. Deja de pensar. Confía en Dios. Sigue adelante. El universo te seguirá. Esa es la ley y ese es el privilegio.

—•—

La realidad es, tú eres una marioneta de Dios. Tú eres una proyección de Dios. Tú eres una *patanter* del *anter*. Porque no has entendido el *anter*, estás loco. Ni tampoco conoces tu *banter*, tu proyección. ¿Qué es tu *banter*? Quien tú eres. ¿Cuál es tu plan de fabricación? Si tú conoces tu plan de fabricación, tú conoces el *janter*. *Janter* significa la forma en que has sido creado—el proceso, la tecnología. Si conoces el camino de tu *janter*, entonces mí querido, tú debes conocer tu *tanter*. Debes conocer tu longitud, anchura y tu nudo—la fibra que te conecta. Eso es *tanter*. Unión. Yoga. Si sabes lo que te conecta, entonces debes conocer *anter*, lo cual es tu esencia. ¡Y una vez que sepas tu *anter*, debes conocer tu *manter* que te mantiene en movimiento! ¡La dirección! y entonces tú debes conocer tu *patanter*, tu proyección.

De qué estás hablando, "yo soy un doctor."

"Oh gracias doctor." ¿Qué te pasó a ti como ser humano?

"No, no soy un ser humano. Soy un doctor."

"Soy un actor." ¿Entonces, quién es el reactor?

¡Tú eres un ser humano! ¡Solo sé un ser humano! Cuanto tú estás reaccionando, entonces humano, sé un actor. Pero todo el tiempo sigue siendo un ser humano, oh tonto, ¡nunca olvides! ¿Por qué? Porque esa es tu esencia, ese es tu *anter*. Tu *tanter*, tu *banter*, tu *patanter*, la cosa completa. Tú eres básicamente un ser humano. Permanece así. Oh criatura, nunca olvides que eres una criatura. En el momento en que sigas siendo una criatura, el creador permanecerá a tu alrededor. Esta es la ley que se llama *patanter*.

Exactamente así cómo eres sujeto a esta especificación de tiempo y espacio como longitud y latitud; si tomas la altitud y la actitud de altitud, entonces eres libre. Ese es tu mantra personal. El hipotálamo es automático en ti. Si la placa esta lista para que tú puedes recordar tu identidad frente a la calamidad, entonces la calamidad deberá desaparecer. Esa es la ley. El psiquiatra no puede hacerlo. El psicólogo no puede hacerlo. El médico no puede hacerlo. El cirujano no puede hacerlo. Nada puede hacerlo. En ese momento, en cualquier calamidad, tú tienes un deseo de identificarte a ti mismo. Tú has sido llamado ha. Si tú respondes correctamente tú sales de esa. Calamidad es *maya*. La relación es *chaya*, sombra. Nada es real. Hay solo una cosa real: tú—en el comienzo, en el medio, en el final—y eso es tu identidad.

LEYES DE LA VIDA

Meditación para la Facultad del Compromiso con uno mismo

JUNIO 30, 1997

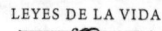

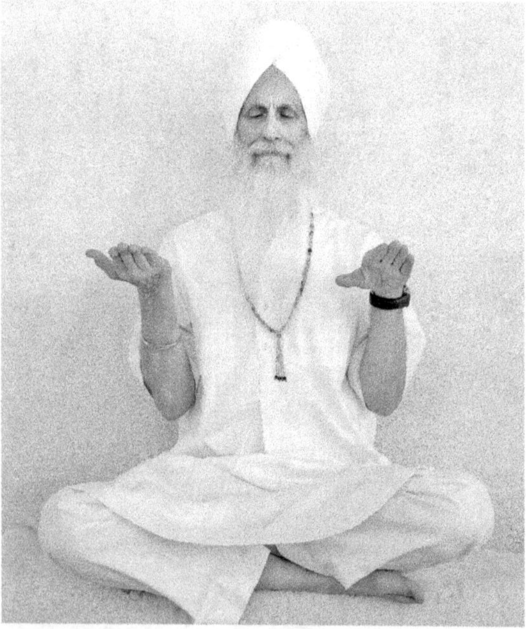

POSTURA: Postura Fácil con la columna recta.

MUDRA: Relaja los codos a lo largo de la caja torácica. Los antebrazos tienen un ángulo ligeramente más alto que paralelo al suelo. La mano derecha mira hacia arriba; la mano izquierda mira hacia abajo.

OJOS: Punta de la nariz.

RESPIRACIÓN: Inhala larga y profundamente por las fosas nasales y exhala por la boca.

COMENTARIOS: Tú tienes el derecho a equilibrar ambos, el cielo y la tierra. Deja ir los pensamientos. No trabajes tu cerebro. No es hora de trabajar el cerebro. Intenta meditar profundamente. Puedes entrar en tu círculo íntimo de la psique. Calmará tus nervios irritados y tú no realidad.

TIEMPO: 11 minutos.

PARA FINALIZAR: Inhala profundo y presiona tus manos juntas. Presiona fuerte, con toda tu fuerza. Exhala, inhala. Exhala, inhala nuevamente. Presiona fuerte presiona con fuerza desde los hombros, crea la presión hasta el final. Pon toda la presión que puedas. Déjalo ir. Inhala profundo de nuevo. Con mucha amabilidad, aprieta la columna y todos los músculos hasta la cabeza, y relájate.

La Ley del Amado

El Señor Krishna tenía dieciocho mil esposas y su esposa legal era Rukhmani. Naarad vino. Rishi Naarad es el gran discípulo del Dios Naaraayan, cuyo trabajo es ir a todas partes y probar a las personas que adoraban a Dios. Para todos aquellos que están en un camino devocional, Naarad es el ángel. Es un ángel divino que viene y los prueba a todos. Y los asusta. Así que cuando el Señor Krishna estaba sentado un día en su *darbaar*, en su corte, Naarad vino diciendo, "Naaraayan, Naaraayan." El Señor Krishna se levantó, presentó sus respetos, lo hizo sentarse y dijo, "Bhagwaan, ¿porque has venido?"

Naarad dijo, "tengo un problema."

El Señor Krishna pregunto, "¿Cuál es tu problema?"

Él dijo, "Estoy muy excitado. Me siento muy sexual. Toda mi vida he dicho, 'Naaraayan, Naaraayan,' pero ahora no lo voy a decir más. Necesito tener y quiero disfrutar de una mujer. Y descubrí que en el mundo, en este momento, eres el Señor del Universo y también, que tienes dieciocho mil. ¿Por qué no me das una?" Naarad estaba hablando muy serio, pero el Señor Krishna no.

Lord Krishna said, "¿Hablas en serio?"

Él dijo, "Absolutamente serio. Esta es la verdad. Quiero vivir con una mujer, a lo mejor por una noche, pero no puedo ir a hablar de esto con nadie, así que quiero hablar contigo en confianza. Guarda mi secreto y dame a una de tus esposas por una noche. Tienes dieciocho mil, se necesitan dieciocho mil días si completas el ciclo. ¿Entonces qué hay de malo? Dame una."

Él dijo, "Naarad, te daré una, pero con una condición. Si no puedes tener relaciones sexuales con ella, permanecerás célibe el resto de tu vida y nunca volverás a acudir a nadie con esta pregunta." Naarad dijo, "bien, vale." así que, cuando llegó la noche, se apagaron las luces.

El Señor Krishna dijo, "Naarad, estos son los dieciocho mil *mahols*, los lugares donde mis *gopis*, mis esposas, viven. Ve a cualquiera. Esta es la llave maestra. Abrirá todas las puertas. Y cualquiera que esté sola, tú puedes dormir con ella." Naarad tomo la llave maestra y fue y abrió cada puerta. Él encontró a Krishna con todas.

Así es que la siguiente mañana Naarad se encontró con el de nuevo en el desayuno y El Señor Krishna dijo, "¿Obtuviste lo que querías?"

El devolvió la llave y dijo, "voy a ser célibe permanentemente el resto de mi vida". Pero Krishna, tú no eres dieciocho mil. Dime el secreto de esta cosa."

Krishna sonrió, se rió y se rió a carcajadas. Él dijo, "Naarad, no estaba durmiendo con nadie. ¡Estaba justo aquí! Podrías haber dormido toda la noche conmigo. Hubiera estado bien. Son *ellas*, es *su* adoración y *su* devoción, es *su* sinceridad y es en su pureza que ellas me crearon. Porque el *bhagta*, el amado, crea el amante. El amante nunca crea al amado."

La Ley del Amor es la Ley del Amado.

¿Cuál es la Ley del Amor? Ama más y exige menos.

La Ley del Amor. El amor te da el poder de fusionarte de lo finito a lo infinito. El amor te da el poder de confiar de la nada a todo. El amor te da la oración más poderosa entre tú y tu creador. El amor te da la inmensidad tan vasta como puede ser. El amor te da el todo, la experiencia y el toque con tu propio infinito tan hermoso como puede ser. El amor es esa entrega. Cuando te rindes a los pies de loto del Maestro, te conviertes en el Maestro. Cuando te conviertes en el maestro, tú rindes tu Universo al Universo. Entonces te vuelves Divino. Cuando tú rindes tu Divinidad al infinito, tú te vuelves el infinito. Esa es la Ley del Amor.

La teoría del amor y el odio es una simple teoría. Todos quieren amar. Pero cuando no puedes mantener el flujo del amor, puede convertirse en vergüenza, frustración y finalmente odio. Desde odio se convierte en venganza, luego en destrucción. Todo comienza con amor. El Amor es ley básica. El odio es el otro lado de la moneda.

El acto de purificación es dónde tú ves lo invisible de ambos. Antes de eso, ¿quién es el amante y quién es el amado? no está establecido en aproximadamente el ochenta por ciento de los casos, y el asunto se desmorona allí. En el acto de la purificación, el noventa y cinco por ciento de las personas se desmoronan. Es muy difícil para las personas porque cuando te purificas con amor entonces te tienes que fusionar. La fusión de todo en el mundo es fácil, excepto por dos egos. La Ley del ego es que nunca se fusiona.

LEYES DE LA VIDA

Sarab Giaan Kriya

OCTUBRE 30, 2000

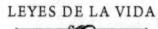

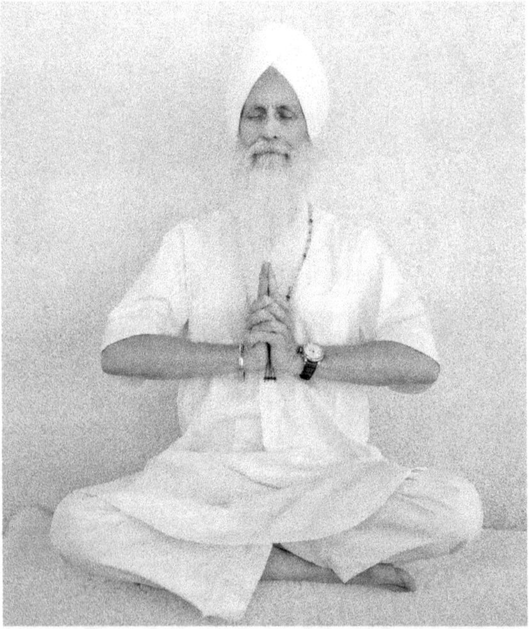

POSTURA: Siéntate derecho con las piernas cruzadas.

MUDRA: Pon tus manos en *Sarab Giaan Mudra*, frente al Centro del Corazón. Entrelaza los dedos con los dedos índices extendidos apuntando arriba y pulgares cruzados. Para los hombres, el pulgar derecho se cruza sobre el izquierdo; para las mujeres, el pulgar izquierdo cruza el derecho.

OJOS: Cerrados.

MANTRA: *Har Har Har Har Gobinday*. La versión de Nirinjan Kaur es recomendada. Canta desde el ombligo.

> Har Har Har Har Gobinday
> Har Har Har Har Mukanday
> Har Har Har Har Udaaray
> Har Har Har Har Apaaray
> Har Har Har Har Hariang
> Har Har Har Har Kariang
> Har Har Har Har Nirnaamay
> Har Har Har Har Akaamay

TIEMPO: 3 minutos.

PARA FINALIZAR: Inhala profundo, mantén y escucha el mantra—el sonido sigue en el aire. Atrápalo. Exhala. Repite 2 veces más. Relaja.

COMENTARIOS: Si cantas este mantra de 8 partes por 11 minutos, 31 minutos o 2 ½ horas, y luego recuerdas el sonido cuando estés trabajando, hablando, moviéndote, sentado o durmiendo, este sonido estará contigo. No te dejará porque cada palabra del mantra abre un chakra y alimenta el alma, dándote la sensación de inmortalidad. Esta meditación atraviesa el organismo de destrucción y rompe el capullo de nuestro ego.

Puedes hacer cualquier cosa y de todo, pero si no tienes tranquilidad, no puedes fundirte en la infinita tranquilidad de Dios. Si tu valor no es tu tranquilidad, sino tu ego, tú no puedes ser. Sin tranquilidad no hay realidad. Sin realidad no hay prosperidad. Sin prosperidad no puedes dar. Sin dar no eres Dios. Guru Naanak dijo, "Trabaja duro, gana con el sudor de tu frente, luego da; ese conoce el camino."

La Ley del Karma

Solo recuerda, cada acción tiene una reacción, Igual y opuesta. Esta es la Tercera Ley de la fuerza de Newton. En oriente, se llama Ley del Karma. En inglés decimos, "Lo que siembras, así cosecharás".

Existe una ley—la Tercera Ley de la Fuerza de Newton o Ley del Karma—cada acción tiene una reacción, igual y opuesta. ¿Cuál es la forma de salir de eso? Desarrolla tu intuición a través de tu mente meditativa hasta el punto en que no causes una causa por la cual no estás dispuesto a aceptar el efecto.

Estamos de acuerdo en que todo está en equilibrio y, a medida que creamos, destruimos. Como proyectamos, así rechazamos. Así como estamos alto, así estamos bajo. El que no conoce el fondo no puede medir el techo. También sabemos la Tercera Ley de la fuerza de Newton, que es la Ley del Karma. Así como siembras, así cosecharás. Cada acción tiene una reacción igual y opuesta. No creas que lo que hay en religión no está en la ciencia, o que lo que está en la ciencia no está en la religión. No creas que lo que se conoce no se desconoce y que lo que se desconoce no se conoce. Simplemente, falta una cosa. No tenemos la claridad de la intuición y la conciencia. Todos los hombres son iguales a la luz de Dios. Simplemente algunos pueden tener conciencia ahora.

Debes comprender la ley del karma. Si quieres ser atendido, tienes que pagar el precio. Y si no quieres pagar el precio, no quieres ser atendido.

Cualquier cosa que te hayan hecho creer no es verdad. La verdad es que cada minuto de tu vida es un desafío. Lo ganas o lo pierdes. Esa es la verdad. O lo ganas o lo pierdes. El resultado neto de tus creencias debería ser tu balance, no lo que te han dicho los entornos, circunstancias, familiares, amigos, novios, vecinos o cualquier otra persona. La Ley del Karma es, "lo que siembras, así cosecharás". Por lo tanto, se intuitivo y no siembres lo que no quieres cosechar. Si estás cosechando la creencia de que el mundo es destrucción y dolor y no es bueno, tú también lo estás sembrando. Si dejas de sembrarlo, encontrarás que no crecerá. Por lo tanto, la nota clave en la vida es no sembrar lo que no quieres cosechar.

En nosotros hay una crueldad que se satisface lastimando a otros. Pero entonces, nosotros mismos estamos heridos por disfrutar de su dolor. Es una verdad psicológica. La ley es que cuando lastimas a alguien, serás lastimado por igual. Cualquier dolor que siembres para otros, lo siembras para ti mismo y luego tienes que cosecharlo.

Dios puede perdonar al hombre, te lo prometo. Puede ser perdonado sin siquiera una oración. Dios es misericordioso. Pero la madre naturaleza no es misericordiosa en absoluto. Su ley es: lo que siembras, así cosecharás. Ella está a cargo del karma.

Es una Ley del Karma y el karma debe unirse. Los padres son el karma de los hijos. Y los hijos son el karma de los padres. Eso es lo que es la relación.

Todo se debe a la Ley del Karma, pero siempre puedes convertirte en ti mismo y estar más allá de la Ley del Karma. El propósito de la vida es ir más allá de la Ley del Karma. De eso se trata el Dharma.

Conciencia aplicada es Dharma. Dharma no tiene otro significado. Si tu intuición, inteligencia y conciencia no se combinan, no tienes Dharma. Es *parma* o *karma*. *Parma* significa duda. *Karma* significa acción y reacción. Un Gur-sikh nunca reacciona, solo actúa.

Es una Ley de la Física, que, acción deberá tener una reacción igual y opuesta. *Aavaagavan* se llama— acción y reacción, dentro y fuera, karma. La Ley del Karma. La Ley del Karma es acción y reacción por esta tierra. La Ley del Dharma es lo que no tiene reacción. Si solo usas tacto, puede crear un impacto eterno. Nadie reaccionará. Entonces eres un ganador, aunque es posible que no sepas nada más.

Japaa da *tapaa*. Cuando repites el Nombre de Dios, crea un calor especial, llamado *tapaa*. Eso quema el karma y te da el Dharma. Es una ley simple y conocida.

Este universo se rige por esta ley: la materia no se puede crear y la materia no se puede destruir. Es por esto que en yoga decimos que no sirve de nada crear milagros… si produzco algo, entonces he creado una pérdida en alguna parte. He creado una causa; debo afrontar el efecto.

La negación de Dios es el estado de ira. Cuando hay mucho que hacer, uno no recuerda esta cosa pequeña: todo lo que está conmigo es porque Dios me lo ha dado. El estado mental más miserable es cuando crees que lo tienes. No, amigos, la materia no se puede crear; no se puede destruir. Se te puede dar a ti y se te puede quitar. ¿Está claro?

Dios es una experiencia de dar. Hablemos de dar, ¿de acuerdo? Dios da. Sigue la ley. Dios da, tú das.

El problema es este. Cuando siembras algo hoy, lo cosecharás después de ocho o nueve meses, o seis meses, o algunas veces incluso cuatro meses. Hay algunas semillas que siembras hoy que tienes que cosechar después de dos años. Pero bajo la Ley del Karma, la situación que siembras hoy, puedes cosecharla después de doce años.

Cualquiera que alabe el Nombre del Señor será el Señor, reconocido aquí y en el más allá. Eso es lo que prometió Guru Gobind Singh. Su teoría es muy simple. La teoría de *chardee kalaa* es alabar al Señor. Entonces serás alabado por Dios. Es un toma y da. Es una ley simple. Hagas lo que hagas aquí, eso es lo que obtendrás. Así como siembras, así cosecharás. Lo que está arriba, eso está abajo.

Cada acción tendrá una reacción. Tienes que pagar karma.

Karamee aapo aapanee kay nayrai kay door.
Jinee naam dhiaaiaa gha-ay masakat ghaal.
Naanak tay mukh ujalay kaytee chhutee naal.

∾ Del Japji Sahib de Guru Naanak

No puedes escapar del karma. Una secuencia de acción debe conducir a una consecuencia. Ésta es una ley a la que Dios mismo está obligado. Así que no provoques ninguna causa y no empieces ninguna secuencia para la que no quieras afrontar el resultado.

La acción y la reacción son el proceso continuo de la polaridad del campo magnético en el que la vida es vibrantemente vibrante e intervibrante. Los campos magnéticos intervibrantes están vivos y coleando. La proyectividad y rechazo de todos los seres de la vida se concentran para producir el campo electromagnético que es llamado vida. Es la Ley de la Ciencia.

Quizás no sabes qué es llamado: "el acto del karma". Cada día, un pensamiento negativo creará una escena negativa mañana. Este es el porqué. El ciclo de la tierra sobre el eje es de 24 horas. Y el campo psico-magnético y la identidad psico-magnética deben clasificarse dentro de las 24 horas. El campo psico-electromagnético y la identidad psico-electromagnética en proyección deben manifestar algo en un año. Esa es la órbita en la que la tierra gira alrededor del sol. Estas son dos leyes que no puedes cambiar.

LEYES DE LA VIDA

Meditación para la Línea de Arco y Limpiar los Karmas

AGOSTO 1, 1996

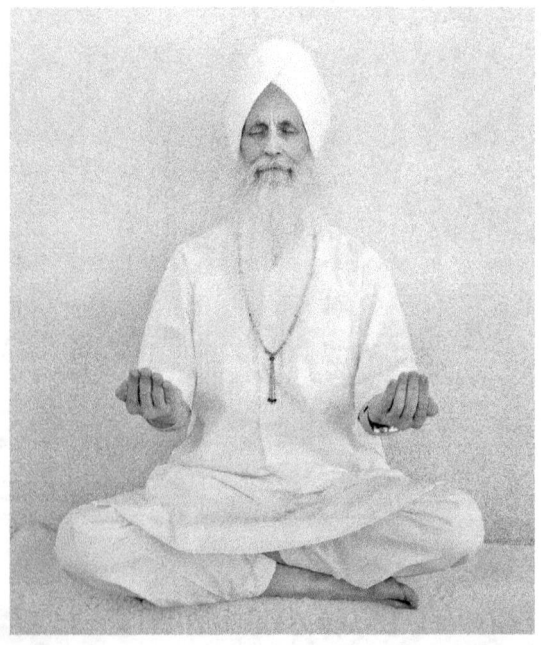

POSTURA: Siéntate en Postura Fácil con la columna recta.

MUDRA: Relaja los codos hacia abajo a los lados y lleva los antebrazos hacia el frente de tu cuerpo, con las palmas planas y hacia arriba. Coloca las palmas de las manos ligeramente ahuecadas y colócalas unos centímetros por encima de las rodillas.

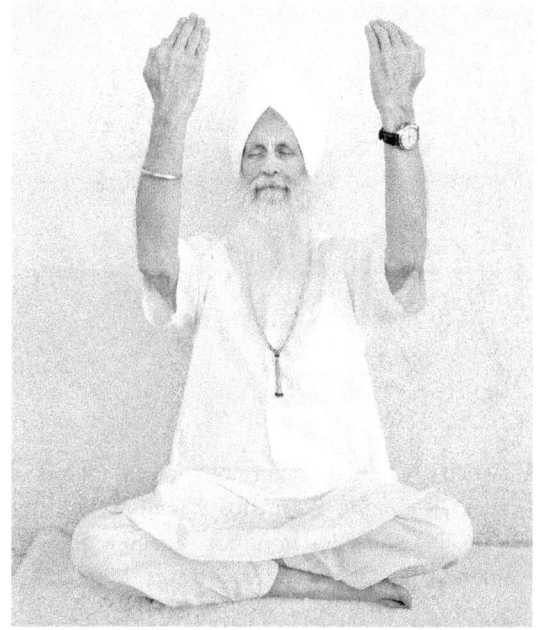

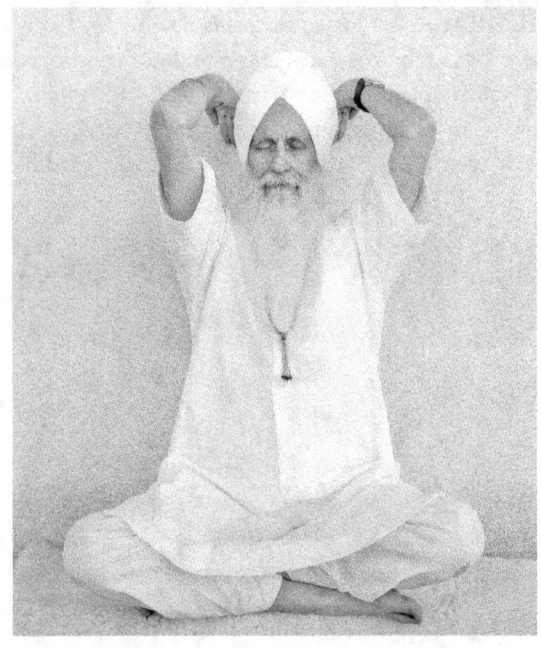

MOVIMIENTO: Levanta los brazos, detrás de la cabeza, estirando las manos y los brazos lo más atrás posible sobre los hombros. Imagina que estás recogiendo agua y lanzándola a través de tu arco de línea, sobre tus hombros, con un movimiento de las muñecas. El movimiento es suave y fluye con gracia junto con la letra y el ritmo de la música.

MÚSICA: *Wahe Guru, Wahe Guru, Wahe Guru, Wahe Jio* by Giani Ji. En cada "Whaa-hey guruu" así como en "Whaa-hey jee-o" haz una ronda completa, recoger, lanzar sobre los hombros y volver a la posición inicial.

OJOS: Cerrados.

TIEMPO: 31 minutos.

PARA FINALIZAR: Inhala, y estira las manos hacia atrás tanto como sea posible, manos justo detrás de la cabeza. La postura para la inhalación debe ser correcta. Mantén: 10-15 segundos. Exhala. Repite 3 veces en total. Relaja.

La Ley del Hombre y la Mujer

∾

Déjame explicarte cómo ve la naturaleza la relación entre hombre y mujer. Hay un sol. Hay una luna. Hay una tierra. Cuando la luna se interpone entre el sol y la tierra, se produce un eclipse solar. Se considera que el hombre es el sol. Si prefieres la tierra y las posesiones terrenales a tu mujer, la luna, serás eclipsado. Punto. Déjame ponerlo en un lenguaje sencillo: Puedes amar tu dólar o puedes amar a tu mujer. Elige cualquiera de los dos, pero no puedes amar a ambos. ¿Lo entiendes? Es una Ley de la naturaleza. No solo pienses que lo estoy diciendo. No dije que serías eliminado. Dije que serás eclipsado. Si una mujer se interpone entre tú y tu ego, y ella está en el centro de eso, deberás ser eclipsado. Esa es la ley de la naturaleza. ¿Entiendes? todas las relaciones que se rompen, se rompen a causa de esto.

Hay una situación en la que la tierra se interpone entre el sol y la luna. ¿Qué es? Este es un eclipse lunar. ¿Quién queda eliminado? La mujer. Así que, en realidad, en cualquier relación que tengas o construyas, el problema es la tierra. Cuando la tierra se interponga en el medio, uno será eliminado. Para el macho, es el sol, para la hembra, es la luna.

No comprendes tu problema como hombre. Tú naciste de una mujer. El elemento, los ingredientes elementales básicos de ti, provienen de su tierra. Por lo tanto, en la química, llevas a la mujer en ti. La única área en la que caes en tu vida es cuando emparejas la luna con la tierra. Ahora la pregunta es, ¿qué hacer? Empareja la luna con el éter. Es la Ley de la Continuidad. No puedes dar orientación a la mujer basándote en la ley terrenal. Ella sabe mejor que tú. Por lo tanto, tienes una opción. Puedes mantener el balance si puedes ser divino. Por lo tanto, debes establecer una aproximación divina para hacerlo. ¿Es esto claro? Esa es la Ley de Aproximación.

Una ley importante para entender es la Ley de Aproximación. Debes establecer tu acercamiento a cualquier mujer, si quieres venir en enfoque, primero, habla directamente con tu mujer. Algunos hombres piensan que colocando mantequilla y haciendo mezcolanza sobre las cosas, todo saldrá bien. Esto le causará los mayores problemas. Sé directo. Sé un hecho. Sé exacto, sé un hecho, no le des tiempo y espacio. Sé exacto. Esa es la Ley de la Aproximación.

Si tomas al niño o a tu marido, expándelo y refléjalo, eres una mujer exitosa. La luna refleja el sol y expande. La luna hace dos cosas, refleja y expande. Esa es la Ley de la Naturaleza.

Olvidas una ley. El sol está vivo. La luna refleja. Ella te reflejará. La mujer te reflejará. Ella nunca podrá ser tú. Es una Ley de la Naturaleza. Lo que ella refleja de ti es tu subconsciente. Ella nunca reflejará tu conciencia. Lo peor que puedes hacer es esperar que lo que sea que seas conscientemente, eso es lo que debería representar tu mujer. No. Ella es una polaridad. La mujer representará tu subconsciente.

Una vez que te unes, te encuentras, concibes y creces. Luego hay una concepción, un embarazo y debe traer una entrega. Ahora, si el parto significa que comienzas a abusar de tu esposo, entonces hay un divorcio, y la familia se bifurca. Esa es una simple Ley Cósmica. A través de la causa, sea cual sea el efecto que haya creado, debe hacer crecer ese efecto hasta la madurez. Esa es la Ley de la Naturaleza.

Entre un hombre y una mujer, no se trata solo de la diferencia de tamaño, constitución o función. Es tu palabra y la palabra de ella las que deben amalgamarse. Es la Ley de la Amalgamación la que puede llevarte a través. Por lo tanto, si viven el uno del otro, ustedes viven como perros. Si viven juntos, ustedes pueden ser separados. Si viven el uno para el otro, eso es lo que la amalgamación es.

Los hombres que viven de una mujer siempre van a traicionar a una mujer. Recuérdalo. Esa es la ley.

Recuerda esta ley: cuando un hombre cae, cae un individuo. Cuando una mujer cae, cae una generación.

Cinco Leyes para la Mujer. La primera ley es presentarte a ti misma. La segunda ley es ser buscada. La tercera Ley es ser Infinita. No intercambies valores de carácter por beneficios terrenales. La cuarta ley es júzgate a ti misma. Si no quieres que nadie más, incluido Dios, te juzgue, entonces debes juzgarte a ti misma en el tiempo y el espacio y con tu integridad. La quinta ley es ser la luz si buscas la deliciosa esencia de la vida si tienes que apoyarte en alguien, entonces apóyate en Dios, apóyate en la palabra de Dios. Así que la quinta ley para la mujer es ser la luz. Si quieres confiar en alguien, confía en el lenguaje de tu conciencia. Nunca confíes en ningún lenguaje que no sea el lenguaje de tu conciencia y siempre serás deliciosamente feliz.

Olvidas una cosa y es un principio fundamental: Eres el sol y todo lo demás es un planeta que se mueve a tu alrededor. Y esa es la facultad de un maestro. No te mueves. Si te mueves, todo se estabilizará. Quieres estabilidad. Quieres seguridad. Tú quieres ser. Quieres ser realizado. Allí debes quedarte y todo lo demás debe irse. Esto se llama la Ley de la Rueda. Esa pequeña Laguna de la Paz se llama "*Gutkaa*"[1], esa pequeña cosa que detiene toda la mente. Mientras te muevas, todo se estabilizará a sí mismo a tu costo. Qué vergonzosa forma de vivir. Qué precio a pagar. Pero si no te mueves, todo se moverá a tu alrededor. Es una ley. Es a la maestría a la que tienes que darle una oportunidad.

---

[1] *Gutkaa* se refiere al pequeño palo en la rueda de agua que detiene el flujo y cambia su velocidad o curso.

Cualquier mujer que intente moldear a su marido a través de la ira terminará con una separación definitiva. Eso es una ley. Te lo digo de corazón a corazón, puedes moldear a un hombre a través del amor, pero nunca puedes moldear a un hombre a través de la ira y la confrontación. Nunca. No nacieron para hacer eso.

LEYES DE LA VIDA

Fusionador del Sol y la Luna

ABRIL 22, 1977

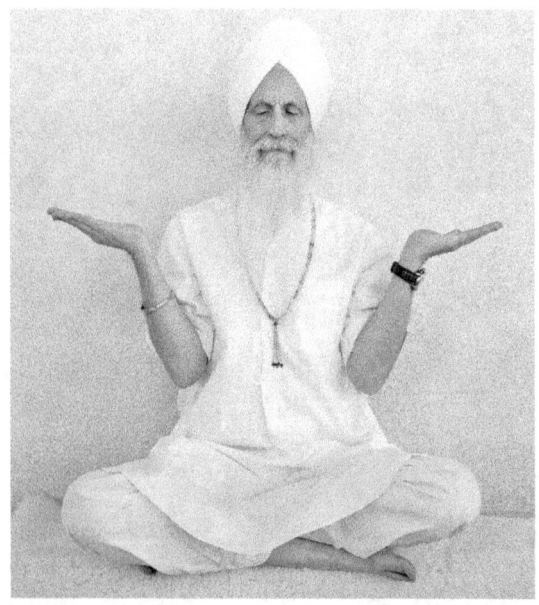

POSTURA: Siéntate en una postura cómoda de meditación. Mentón hacia adentro y pecho hacia afuera.

MUDRA: Lleva los codos hacia los lados del cuerpo y lleva la palma de las manos hacia arriba, los dedos juntos, con las muñecas dobladas hacia atrás y las yemas de los dedos apuntando hacia afuera en cada lado, en línea con los hombros.

OJOS: Punta de la nariz. A medida que continúa la meditación, los ojos deben relajarse y podrían llevar hacia arriba.

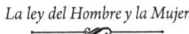

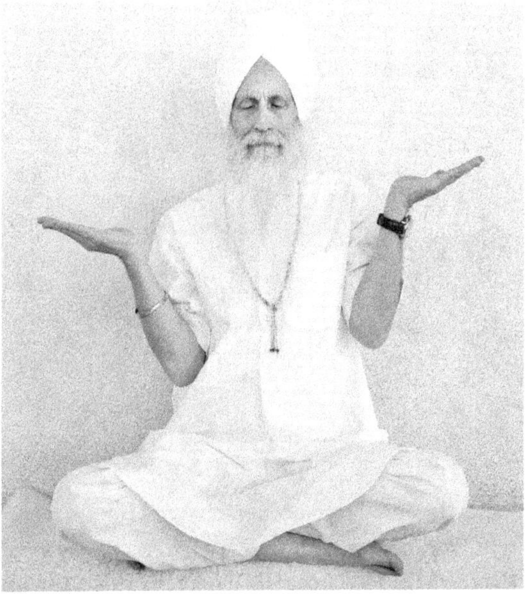

RESPIRACIÓN Y MOVIMIENTO: Inhala y levanta la mano izquierda y el hombro hacia la oreja, manteniendo la mano doblada hacia atrás y paralela al suelo. Mientras inhalas, sentirás que la fosa nasal izquierda está más activa que la derecha. Exhala por la fosa nasal izquierda y baja la mano a la posición original.

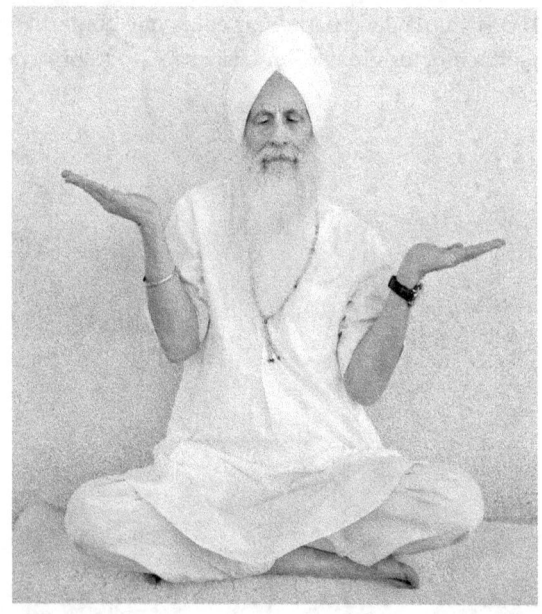

Inhala y levanta la mano derecha y el hombro hacia arriba. Al inhalar, la fosa nasal derecha está más activa. Exhala por la fosa nasal derecha y baja la mano a la posición original.

Continúa alternando los lados y las fosas nasales con una respiración constante y a un ritmo uniforme, ni demasiado rápido ni demasiado lento.

TIEMPO: 11 minutos.

PARA FINALIZAR: Inhala y estira los brazos hacia arriba, mirando por la décima puerta (el Chakra de la Corona en la parte superior de la cabeza). Exhala y relaja.

La Ley de la Comunicación

～

La primera Ley de la Comunicación Social es que siempre que conozcas a alguien exáltalo a él o ella. La segunda es cuando conoces a alguien, comparte con él o ella la mejor experiencia de tu vida. La tercera es, cuando conoces a alguien, ofrécele lo mejor de tu vida. Cuarto, hazlo con el corazón y la cabeza. Y finalmente, solo recuerda, lo que sea que hayas dicho, es verdad. Pruébalo. Sea lo que sea que has dicho es verdad; solo puede ser verdad si lo pruebas. De lo contrario estás mintiendo. Esa es la diferencia entre la verdad y la mentira—una mentira es una verdad frustrada que se dice para ahorrar tiempo y espacio. Cada ser humano es capaz y competente y está fabricado para vivir puro en todas las circunstancias.

Todas las leyes son las Leyes del Espacio y el Tiempo. La verdad debe pararse entre la lógica y la razón, el espacio y el tiempo. ¿Y quién puede hablar la verdad? ¿Quién tiene la fuerza de espíritu? ¿Quién se conoce a sí mismo? Es muy difícil decir la verdad. Y es muy difícil escuchar la verdad. Es la prueba de inteligencia humana más difícil.

Antes de hablar, la primera ley es: debes saber por qué estás hablando. Debes saber por qué tú te estás comunicando. ¿Qué quieres? ¿Quieres poner a alguien abajo o poner a alguien arriba?

La Ley de la Comunicación es: sé sencillo, sé recto y dilo con una sonrisa.

Solo entiende, la Ley de la Vida es la Ley de la Comunicación. O puedes hacerlo con amor o puedes hacerlo con odio pero ambos se basan en la comunicación. Solo recuerda eso. ¿Entiendes lo que digo? Cuando obtienes lo que quieres o das lo que quieres, se considera un regalo. Pero cuando no obtienes lo que deseas, entonces tú harás todo lo posible para obtener lo que quieres. Todo en la vida es solo comunicación: o es en forma de amor o en forma de odio.

Si quieres crecimiento y gracia, si quieres todo, solo lo conseguirás si sigues los modales de la vida. La primera forma en la vida es escuchar. La segunda forma en la vida es sentir a la otra persona. La tercera es discutir y dialogar. La cuarta es llegar a un entendimiento mutuo. La quinta es planificar una estrategia mutua, porque en la acción debes saber qué es qué y qué pasa con qué y cómo va a ser. Eso es esencial. ¿Sexto? Sigue comunicándote. ¿Séptimo? evalúa. ¿Octavo? logra. ¿Noveno? intercambia saludos. Décimo, sé agradecido. Esta es una ley que todo ser humano debe seguir. ¿Dónde te equivocas? estudiante: escuchando.

Yogi Bhajan: ¡Tienes razón! Tienes toda la razón.

LEYES DE LA VIDA

La Naturaleza de la Comunicación

OCTUBRE 23, 2000

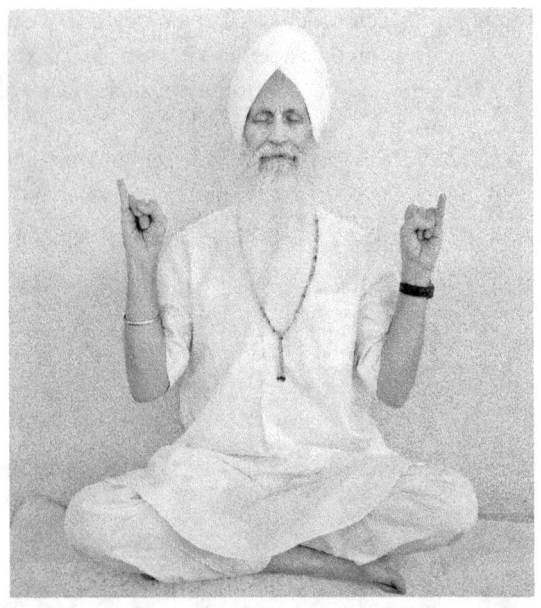

POSTURA: Siéntate derecho con las piernas cruzadas.

MUDRA: Relaja los codos a los lados y levanta las manos a la altura de los hombros, palmas apuntando hacia adelante. Dobla el dedo de Júpiter (índice), dedos de Saturno (dedo medio) y el Sol (dedo anular) debajo de los pulgares. Extiende el dedo de Mercurio (dedo meñique) para que apunte hacia arriba.

OJOS: Cerrados.

MANTRA: *Sat Naam, Sat Naam, Sat Naam Jii, Whaa-hey Guruu, Whaa-hey Guruu, Whaa-hey Guruu Jii*

Canta en voz alta desde el Punto del Ombligo. Utiliza la música instrumental conocida como *Dhuni* para establecer el ritmo.

TIEMPO: 22 minutes.

PARA FINALIZAR: Inhala profundo, suspende la respiración y haz circular la energía a cada célula de su cuerpo. Exhala con fuerza. Repite una vez más, estirando la columna y haciendo circular el sonido dentro de su cuerpo. Exhala y relaja.

La Ley del Equilibrio y la Polaridad

La Ley del Equilibrio es que siempre hay equilibrio.

La Ley del Vacío es que no puede haber vacío. La Ley del Equilibrio es que nada puede estar correcto sin equilibrio.

El problema no es tu éxito o tu fracaso. El problema es la Ley de Igualdad. Tú no obedeces eso. Los humanos siempre han rechazado esa ley. Cualquier progresión o progreso debe tener una depresión y un rechazo iguales. Esta ley no puede cambiar. Está ahí. La mayoría de las grandes personas en esta tierra que han logrado el éxito al final han fracasado en otros aspectos de la vida. Entonces, la vida se equilibra de esa manera. Algunas personas son muy ricas y muy efectivas y absolutamente grandiosas. Pero por otro lado, los encontrarás totalmente locos. No es que no estés consciente de ello incluso en tu vida, progresas en un lado de manera muy efectiva y pierdes en el otro lado con la misma efectividad. No hay nada en este planeta que no esté en equilibrio.

Los cielos deben producirse en la tierra. Todas las personas deben ser exaltadas a Dios. La ley es simple. Dios te envía hacia abajo. Tú te envías a ti mismo arriba. El asunto termina. Si solo recuerdas, Dios te ha enviado hacia abajo y nosotros vamos a subir, los problemas de la vida se resolverán. Solo hay un Dios y solo tiene un problema: no puede sentarse en paz. Él envía a la gente hacia abajo y la gente no puede sentarse en paz, así que deben subir. Debes ir desde donde comenzaste. Eso se llama la Ley del Círculo. Empezaste desde Dios. Debes terminar con Dios.

Un dador toma exactamente la misma energía que un tomador porque en este universo la Ley Cósmica es que nada puede ser destruido y nada puede ser producido.

La Ley de Polaridad dice: quién es positivo es igualmente negativo. Y eso es neutralidad.

La Ley de la Polaridad es siempre la misma—si vas afuera y trabajas duro, puedes digerir cualquier cosa adentro.

Las deliberaciones son la Ley de las Polaridades. Hay un poder de concentración entre la tierra y el éter. Cuando vas más alto, la gravedad y la atracción están ahí. A veces tienes tanto miedo a lo desconocido que quieres volver a lo conocido. Eso se llama la caída espiritual. En Kundalini Yoga, es llamado *shakti pad*.

Es una verdad natural, una Ley Natural. El hombre necesita a la mujer por la Ley de la Polaridad. Si un hombre no pudiera vivir sin una mujer, entonces moriría, y todos los hombres solteros morirían, ¿verdad? ¿Pero mueren? No, ellos no mueren. La Ley de Polaridad es que toda proyección tiene una reacción. Y el hombre quiere neutralizar cada reacción. Para neutralizar cada reacción, necesita una polaridad igual o confiable, y esa es su mujer.

Neutralizarse a sí mismo es la Ley esencial de la Vida. Si no puedes detenerte, no puedes tener el control de tu vida. Y si no puede tener el control en tu vida, no podrá saber qué es la vida.

Lo que proyectas, eso mismo es lo que retiras. Es la ley básica.

En américa, aprendiste la Ley de Vibración en 1961. India lo sabía en 5000 a. C. La vida no es más que una vibración que proviene de dos polaridades. Cuando lo positivo está en exceso, hay armonía. Cuando lo negativo está en exceso, hay caos.

Dondequiera que haya Cristo, estará Judas. Dondequiera que haya Guru Arjan, habrá Jahangir. Dondequiera que haya Guru Gobind Singh, habrá Aurangzeb. La Ley de Polaridad nunca cambiará. La pregunta es: ¿quién se destruyó a sí mismo en el camino y quién entregó? Aquellos que tienen *Whaa-hey Guruu* con cada aliento de su vida se entregarán a sí mismos graciosamente, triunfalmente, victoriosamente.

La mala y la buena voluntad son tuyas. No hay nada malo. No hay nada bueno. Todo lo bueno puede volverse malo. Cualquier manzana buena puede pudrirse. Y cualquier manzana podrida puede convertirse en whisky. Cualquier whisky puede salvar una herida y también puede hacer tanto daño que nunca podrás dejarlo. No hay nada, mi amor, que pueda irse si amas. Si amas, no puedes irte. Si te vas, nunca amaste. Es la Ley de la Polaridad. No puede suceder. Si hay un destino, no hay distancia. Si hay distancia, entonces tonto, no hay destino. Has perdido el juego. Nunca lo ganarás. ¡No puedes ganar de todos modos! La ley es, *"Wage Guru Ji Ki Fateh."* ¡Victoria para Dios! de lo contrario, ¡No hay victoria! ¡No hay pureza! ¿Por qué? *"Wage Guru Ji Ka Khalsa."*[2] La pureza pertenece a Dios. Mientras te pertenezcas a ti mismo, no eres puro. Tonto, no lo eres, porque tú eres tú, y en realidad eres Dios. Hay una mezcla entre Dios y tú. ¿Quieres romper esa mezcla entre tú y Dios? ¿Quieres romper esa mezcla y quieres ser tú? Entonces no habrá pureza y no habrá victoria. Con la victoria viene la pureza. *"Man jeetai jag jeet."* Cuando tienes la victoria sobre tu mente, puedes tener el mundo a tu alrededor.

Debes entender que el sexo no es más que el sexto sentido. Y el sexto sentido es: cualquier cosa que se proyecte, ese mensaje debe entrar. Es una ley que no quieres aceptar como ser humano, y es la causa de todo dolor. Todo lo que se proyecta hacia fuera es igualmente rechazado adentro. Cada ganancia tiene una pérdida igual.

---

2 Ortografía tradicional utilizada; para pronunciar:*Whaa-hey Guruu Jii Kii Fateh y Whaa-hey Guruu Jii Ka Khaalsa*

Es un fenómeno natural de la psique humana que cuando te comprometes con una acción en particular, la Mente Universal viene bajo tu control. Es la Ley de Polaridad. Cuanto más entregues de ti sí mismo, más control obtendrás.

La vida puede ser todo. Recuerda, hay una ley determinada y esa ley es: no deberías comprometerte a *ti* mismo por nada. Todos tus entornos deben hacerse en línea recta en relación a ese *tú*. Pero ese *tú* es muy compasivo, un espíritu afluente—no un ego. Si ese *tú* es ego, entonces tú tendrás más enemigos y menos amigos. Si ese *tú* es desde el espíritu afluente, entonces tu tendrás más amigos, pero apenas menos enemigos. Esa persona que tendrá amigos siempre tendrá enemigos. La Ley de la Polaridad es que la reacción igual estará allí. Igual y opuesta.

La Ley de Unión es que cada dos polaridades se unirán. No hay posibilidad de no unirse. La ley es que cada dos polaridades se unirán y crearán. Entonces, todo lo que se crea será destruido. Esa es la ley.

"Jo upajio so binas hai paro aaj kai kaal
Naanak har gun gaa-e le chaadh sagal janjaal."

∽ Guru Teg Bahadur (1428)

> "Todo aquel que naciere, perecerá.
> Todos caerán, hoy o mañana. Naanak,
> canta las alabanzas del Señor y deja a
> un lado todos los demás enredos"

Lo que está arriba está abajo. Lo que es a la izquierda es a la derecha. Esa es la Ley de la Creatividad. ¿Eres tú el poder? ¿Eres el principio? Hay dos palabras que debes entender. Si eres el poder, entonces eres el principio. Si eres el principio, entonces eres el poder. Si tú sometes tu principio y tu poder a ti, serás destruido y debes ser destruido. Pero si pones tu poder y tu principio bajo tu conciencia, y motivas a tu conciencia a fusionarse con la conciencia superior, esto es llamado "*Gurmat*."[3] Por lo tanto, tienes que trabajar continuamente todos los días, cada minuto, cada respiración, para vigilar que estás en el camino correcto. Estás caminando hacia una conciencia superior.

La religión no constituye la vida, porque la religión es una ley. Aquellos que no viven según la ley deben morir según la ley. Has escuchado esa famosa declaración de Moisés, el Legislador: los que no viven según la ley deben morir según la ley.

---

3 *Gurmat* significa la inteligencia del Gurú

Hice humildemente lo que pude, pero no hice todo lo que quería hacer. Esa culminación tiene que llegar a través de ti. ¡Tienes un gran trabajo por delante! No eres capaz de resolver tu propia vida. ¿No entiendes que tienes que resolver la vida del Guru y la vida de Dios? ¿Y ese planeta tierra tiene que conocerte? Tienes que caminar sobre tu propio eje y tu propia órbita. Tienes que mantener todo en armonía y ritmo. ¿No es esta la Ley del Principio del Universo? ¿Va a haber algo diferente para ti?

Cuando se recibe un regalo y no se agradece a Dios, se convierte en destino. Cuando se recibe un regalo y no se agradece a Dios, significa que no se ha presentado sobre un altar. Entonces se convierte en una maldición. Cada felicidad que te ha dado en la vida, si no se agradece igualmente, se convierte en destrucción. ¿Lo sabes? ¿Qué son ustedes, humanos o gusanos? A esto se le llama la Ley de la Polaridad Electromagnética. Es una ley científica.

La Ley del Equilibrio es una Ley de Consciencia aplicada. Tú nunca puedes cambiarla. Obtendrás una cosa. Pierdes la otra. Obtienes una tercera cosa.

Pierdes la cuarta. Siempre habrá una brecha. La "Ley de la Brecha" es que no hay brecha. ¿Cómo se puede llenar ese vacío? Está en gratitud. Adopta una actitud de gratitud. Encontrarás que todo el Universo vendrá a ti.

LEYES DE LA VIDA

Elimina Causa & Efecto & Equilibra el Yo

FEBRERO 12, 2001

POSTURA: Siéntate derecho con las piernas cruzadas.

MUDRA: Presiona las palmas juntas frente al Centro del Corazón.

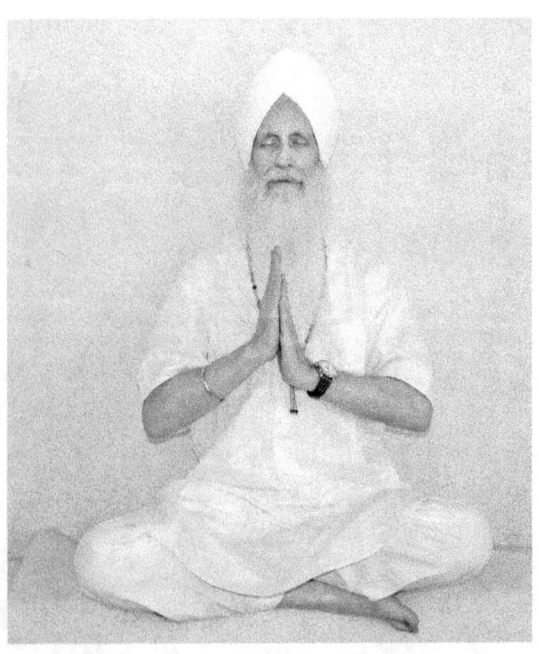

OJOS: Cerrados.

MANTRA: *Sat Naam Sat Naam Sat Naam Jee, Whaa-hey Guruu Whaa-hey Guruu Whaa-hey Guruu Jii.* Canta junto con la música instrumental conocida como *Dhuni*.

MOVIMIENTO: Desliza las manos hacia arriba y hacia abajo unos centímetros al ritmo del mantra. Sé constante y coherente.

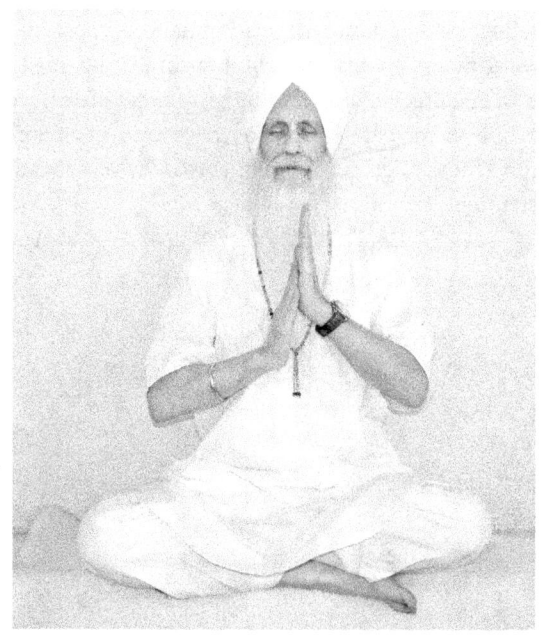

TIEMPO: 11 minutos.

PARA FINALIZAR: Inhala profundo, suspende la respiración y junta las manos lo más fuerte que puedas. Estira la columna hacia arriba. Exhala. Repite 2 veces más. En la última inhalación, mueve la energía de la base de la columna a la coronilla y de regreso a la base 3 veces. Relaja.

COMENTARIOS: Puedes hacer esta simple meditación todos los días. Eliminará la causa y el efecto de tus karmas al equilibrarte a ti. En medio de la meditación puede que te haga sentirte loco, ya que el roce de las manos hace que tu energía monstruosa salga. En ese momento debes clasificarte y mantenerte.

Las Leyes de la Vida

La Ley de Vida es la Ley de la Paciencia.

Eres víctima de tus propias debilidades. Una vez que te metes en ellas, solo tienes que salir de ellas. Eso se llama la Ley de la Vida.

La Ley de Vida no es lo que has aprendido en escuelas, colegios, familias y religiones. La Ley de Vida es, obedecer, servir, amar y superarse.

La Ley del Universo es: obedecer, servir, amar, superarse. Y esta ley nunca cambiará. Las religiones cambiarán. Los profetas vendrán y se irán. Pero aquellas almas que quieran fundirse en Dios deberán obedecer esta ley.

Cada uno es dueño de su propio destino. Aquellos que no saben cómo ser comandados, no saben comandar. La tentación es la Ley de *Maya* (ilusión) Quien puede resistirlo conoce la Ley de la Vida. Evalúa tu resistencia, tu potencial, tu flexibilidad básica y conoce dónde están tus emociones.

Las leyes de vivir sagradamente:
- La vida tiene una consciencia.
- El amor es confiar.
- El servicio es hecho en silencio.
- La casa tiene una bienvenida.
- La familia ora.
- Los niños tienen tradiciones.
- Los padres viven en gracia.
- Los vecinos responden a la llamada.
- La nación tiene moral.
- El país apoya a su gente.
- Los individuos tienen ética.
- Las mujeres son puras.
- Los hombres son valientes.
- Los niños son inocentes.
- La religión da realidad.
- Una dinastía tiene tradiciones.
- La palabra se cumple.
- El hombre cumple su promesa.

- La gente tiene canciones.
- Las sonrisas te dan fuerza.
- Las canciones te dan tu yo, tu identidad.

Esta es una nueva teoría que nunca has escuchado: la vida es como un tercer ojo en la balanza. Fuera de él, emite la luz y, por lo tanto, tú emites la vida. La vida no significa nada en absoluto. Por tanto, la ley es: si se dispersa tu rayo, se dispersa tu vida; si tu rayo está enfocado, tu vida es radiante.

Nuestra vida será feliz en proporción a nuestra capacidad de honestidad. Esa es la ley. No puedo cambiarlo. No puedes cambiarlo.

LEYES SIMPLES

Los que juzgan serán juzgados. Aquellos que no juzgan nunca se encontrarán con el juez. Es una ley simple.

> Pregunta: *¿Cuál es la forma más rápida de incorporar en ti una cualidad admirable que ves en otra persona?*

Tienes que aprender en tu vida el proceso de la consistencia. Tienes que ser consistente. Esta fluctuación en tu vida no te representa. Solo representa tu fluctuación. Tu calibre de vida es la consistencia de ti. La excelente consistencia te convierte en un excelente ser humano. Debes pasar, pase lo que pase. Esa es la simple ley de la vida.

La simple ley de la vida es que siempre puedes aprender y debes aprender de cada situación.

Cuando las cosas van más allá de ti, no puedes manejarlo. No puedes mantenerlo. Por lo tanto, no te excedas en nada que no pueda mantener. Cuando entregas algo una vez, tienes que entregarlo todo el tiempo.

Siempre que coqueteas, nunca estás alerta. Recuerda esa ley.

Cuando destaques, debes enfrentar la calumnia. Esa es la ley.

LEYES CÓSMICAS

Para nosotros, vivimos por la moral, reglas éticas y por leyes. La vida no espera leyes creadas por el hombre. La vida es una vibración, vivida conscientemente o ignorada inconscientemente.

La Ley Cósmica Divina del Respeto es: cuando vayas con un hombre de gracia o con un gran hombre, nunca vayas con la cabeza descubierta.

La Ley del Universo es que si eres un santo, debes vivir como santo y morir como santo. Una persona que no puede morir como santo no ha vivido como santo.

Lo mejor es aceptar la Voluntad de Dios. La Voluntad de Dios es lo mejor para todos, no lo mejor para ti. Esa es la única diferencia.

EL ESCUDO DIVINO

La ley para atravesar la crisis en la vida es: permanece dentro de la órbita. Es llamado el escudo Divino. Es llamado *Kaar*. Es la primera palabra de la escritura en el *Siri Guru Granth Sahib*. *Ek Ong Kaar*. En el dominio creativo del uno, debes existir. Si existes en la Voluntad de Dios, no puede haber ningún problema que no se resuelva.

Mira la Ley Cósmica. Este cuerpo tiene un aura. Ese es tu escudo. No hay nada que Dios haya hecho que no tenga un aura protectora a su alrededor. Y necesitas un aura protectora. Por eso trabajamos. Trabajamos para proveernos a nosotros mismos con protección. El trabajo es un culto. El logro es la felicidad. Pero, en eso hay valores más altos y valores más bajos. ¿Trabajas para los valores más altos o trabajas para los valores más bajos? Ese es el único punto de disputa.

¿Por qué vistes de blanco? La ley es la Ley del Prisma: los siete colores se proyectarán en ti y se reflejarán en ti cuando vistes de blanco. Cuando uses todo de algodón, será totalmente absorbente como parte de una capa protectora en tu cuerpo, y tú aura aumentará de seis pulgadas a un pie.

FAMILIA Y MADUREZ

Dondequiera que estemos, seamos quienes seamos, debemos entender que la Voluntad de Dios es crear una familia e inspirar a una familia a inspirar a otra familia. Vivimos según la Ley de la Semilla: de semilla en semilla. Mi entorno y mis circunstancias deben ser tales que todo aquel que esté bajo mi influencia y toque debe encontrar paz y la esencia de Dios

Lo bueno es para difundir el bien. Todos los padres que amaron a sus hijos cuando eran pequeños se sentirán muy frustrados cuando los hijos crezcan. Porque como padres, se convirtieron en el escudo, no en los maestros. Cuando no eres un maestro para el niño, tu hijo se rebelará. A cierta edad, tu hijo necesitaba un profesor, no un padre. Esa ley no la puedes cambiar.

La Ley del Niño es escuchar y aprender. Después de los veintiunos, ¿Cuál es la ley del adulto? Trabajar y experimentar. ¿Qué es la Ley de la Persona Madura? —¿El sabio, el anciano? Compartir sabiduría.

La Ley Universal de la Oración dice que la oración de la madre es la más poderosa. Luego viene la oración del yo. Luego la oración del amado. Y finalmente, la oración del maestro. Estos son cuatro reinos de oración ante los cuales el Reino Divino concede estar de acuerdo. Cuando rezas con un corazón maternal, ya seas madrastra o madre real, o cuando rezas sin tu ego, o si hay amor real, no sexual, y el amado reza, entonces no hay nada que puede evitar que suceda. Finalmente, lo mismo es cierto si tu maestro espiritual ora por ti. Cuando usamos la palabra "madre" como en "oración de la madre", nos referimos a la conciencia de la madre, que no se limita ni es necesariamente cierto de la mujer que dio a luz al ser.

Los padres son los que pagan la renta. No hay dos reglas. Hay una ley. La misma ley se aplica a estadounidenses, japoneses, alemanes y sudafricanos. Es una Ley del Amor, una Ley del Deber y una responsabilidad. Es responder al llamado del deber como padres, para que mañana dejemos una parte de la historia que se puede escribir con palabras de oro.

¿Qué verdad es la que no se puede explicar? ¿Qué sol es el que no se ve? ¿Qué vela es la que no puede comer oscuridad? ¿Qué humano es el que no puede cometer? Enloquecer es prostitución. Cuando te vuelves loco mentalmente, es prostitución mental. Cuando te vuelves loco físicamente, es prostitución física. Cuando tu vista o tus oídos se asustan, es prostitución. Siempre que algo sale del núcleo es prostitución. Y todo lo que se prostituye debe ser perseguido. Esa es la Ley del Karma. Todos los sentidos, cuando pierden el control del sistema sensorial central, deben ser castigados. Esa es la ley. Nadie puede cambiarla. Lo que tienes que alcanzar en última instancia en la vida es cuando tus sentidos no sean nada más que lo suficientemente sensibles como para proyectar magistralmente tu justa naturaleza, tu naturaleza real. Entonces has llegado a Dios. Esa es la única forma de llegar a Dios.

El adulterio en realidad significa que Dios le dio al ser humano la Ley de la Conciencia. Una conciencia contaminada es adulterio.

LA PRIMERA LEY

Aprender es escuchar. Escuchar es la primera ley. Si no puedes escuchar, no puedes aprender. Escuchar es la Ley de la Vida. Es la Ley del Aprendizaje.

LA LEY DE LA REGLA

En la administración de la vida quieres gobernar. ¿Qué es la Ley de la Regla? Solo puedes lograr esto de una manera. Investiga y descubre qué está mal.

Luego corrige lo malo y haz que este bien. Al informar cosas que están mal, no participas en absoluto. Tú exageras el dolor. Y al ocultar cosas, fingiendo que no pasa nada, se crea una bomba de tiempo. Tu facultad básica debería ser: investigar, y lo que sea que esté mal, corregirlo.

La Ley Terrenal es cuando quieres escapar de una situación en el tiempo y espacio de ese momento. La Ley Divina es una totalidad. Si hay un problema, confróntalo, enfréntalo, establécelo y límpialo. No lo ignores y pospongas.

LA LEY DE DAR

Esta ley se aplica a cada esfera de la vida. Pídele a la gente que comparta contigo. Compartir les asegura a las personas que quieres vivir con ellas. Ese es el comienzo de una buena relación. "*Vand Chako*[4]." Comparte con otros. Comparte responsabilidad. Comparte conocimientos. Comparte la bondad. Comparte trabajo. Comparte la confianza. Hazlo sin quejarte o con la mente dolida. Hazlo con la esencia de un ser humano. Tu esencia esencial no debe representar inseguridad.

---

[4] *Vand Chako* significa compartir con los demás.

Vand chako. Comparte y Disfruta. Esta es una ley de un Sikh. El comparte. El da. No es que alguien deba sentir que está tomando. Un Sikh comparte. Crea una sociedad para dar.

Solo puedes ganar cuando das. Nunca puedes ganar cuando tomas.

Si le das una décima parte de tu dinero, en nombre de Dios, al Gurú, porque el Gurú es Dios en la tierra, Dios te dará el cien por cien. Si una décima parte de tu dinero das, en el nombre de Dios, al Gurú—porque el Gurú es Dios en la tierra— Dios deberá darte el cien por ciento. Si una décima parte de tu tiempo le das a Dios —el Gurú en la tierra—el cien por ciento de tu tiempo estará cubierto. Si das una décima parte de tu salud al servicio de Dios, como Gurú, el cien por ciento de tu salud estará bien. Lo que sea que no te pertenezca, si puedes darlo conscientemente, lo recuperarás al cien por cien. Es una Ley del Karma.

PRÁCTICA ESPIRITUAL

En la Casa de Gurú Ram Das, solo funciona la Ley de la Humildad. Aquellos que se hacen humildes a sí mismos en esta casa, sus generaciones siempre vivirán en gracia. Es una Ley de Polaridad. Aquellos que sirvan en esta casa, sus generaciones serán servidas a través de todo el tiempo y el espacio.

Dijo: "Yogiji, ¿quién es este Gurú Ram Das que encajas en todas partes?" Dije: "Ese es nuestro desconocido. Mientras lo encajes a él, nunca estaremos desencajados para nada. Eso es una ley. Es tan simple como eso. La vida es un proceso muy simple".

La Ley del Lenguaje es que dentro de ocho frases, debes dedicar tu conversación a Dios. Lee *Gurbani* en el *Siri Guru Granth Sahib*. Dentro de ocho sutras, toda la conversación, todo el mensaje está dedicado a Dios. "Una mujer que conoce este secreto está protegida por Dios. No, ella es servida por Dios todopoderoso", dijo Rishi Viaasa, el sabio más sabio de los sabios.

El Kundalini Yogi ve el cuerpo con ojos despiertos. Es un microcosmos del universo. Todas las leyes, energías, relaciones y procesos milagrosos son promulgados dentro de su dominio. Guru Naanak enfatizó el cuerpo como un templo, como un vehículo para la experiencia. Contiene todos los poderes que se pueden obtener de cualquier fuente externa.

Cuanto más alto subes, cuando caes, peor es. Es una Ley de la Vida que las personas que caminan por un camino espiritual se derrumben o lo logren.

La Ley Cósmica dice: cuando Dios le dé a alguien una bendición extrema en su propia conciencia, lo llevará a la puerta para recibir la gracia de experimentar la conciencia. Pero si una persona vacila, solo habrá una remota posibilidad de que alguna vez vuelva a esa etapa.

En el momento en que tenemos el espíritu de practicar nuestra propia disciplina por nosotros mismos, somos la encarnación de Dios. Entonces no necesitas a nadie. Tú pureza y piedad han vuelto a casa. No te estoy diciendo que el sufrimiento sea algo bueno, pero el sufrimiento no te afectará. Sufrimiento y buena suerte y mala suerte; grandioso y nada grandioso; el bien y el mal siempre prevalecerán. Esa es la regla. Ese es el biorritmo de la psique del planeta porque cada momento de la vida es un momento de desafío. A tí no te gusta, pero al tiempo le gusta. El tiempo tiene que quitarte el espacio. Esa es la Ley de la Vida. No puedo cambiar eso. Tu espacio tiene que ser quitado por el tiempo. Lo único que puede hacer el tiempo es desafiarte. Dios nunca te desafía. El tiempo lo hará.

Una vez, todos iban ante una estatua de un dios y ofrecían oro y joyas. Nada paso. Pero cuando un devoto de Dios trajo una flor y la puso allí, la mano del Dios se movió de la estatua y recogió la flor. La devoción es algo muy poderoso. Es la esencia de la vida. Si quieres experimentar la esencia de la vida—qué es, qué era y qué será—entonces tienes que entender total y profundamente la ley de la devoción.

> *Rehit piaaree mukh ko*
> *Sikh piaare naahe*

⤷ Guru Gobind Singh, Amrit Kirtan, página 1015

Amo el *Rehit*, no amo el Sikh

En el *Rehit*[5], hay reglas y regulaciones, y esos no son para impresionar a los demás. Las reglas del *Rehit* son para mí mismo. Mi *Rehit* es para mí mismo. Mi

---

5 *Rehit* es una disciplina espiritual diaria prescrita.

Rehit es dado a mí para mí mismo junto con todos los demás. Entonces nos mantenemos iguales en esa plataforma para practicar *Rehit* con nuestra personalidad, con nuestra habilidad, con nuestra capacidad y con nuestra espiritualidad.

La obediencia es la primera Ley de la Espiritualidad. Porque cuando obedeces el comando, tú te obedeces a ti mismo, ¡y te comandas a ti mismo a obedecer la orden! ¡Así es como te vuelves superior! si yo digo algo y tú tienes que implementar eso, entonces tienes que ir a través. Te aplicas y prácticamente te comandas a ti mismo a producirlo. Y eso es llamado experiencia. Eso se llama *giaan*. Eso se llama conocimiento.

Tú necesitas solo una cosa para practicar cualquier disciplina: obediencia. Lo que he aprendido, no lo podría haber aprendido en 600 años de vida. Lo aprendí porque fui absolutamente obediente. Cuando eres muy obediente, tú obedeces totalmente en reverencia. Entonces las enseñanzas se vuelven totalmente dentro de ti. La Ley del Aprendizaje es la Ley de la Obediencia. Aquellos que saben cómo obedecer, saben cómo comandar porque cuando tú obedeces tú experimentas el comando, y luego puedes mandarte a ti mismo. Si no conoces la obediencia, no sabes cómo comandar una situación.

Yo comando muy bien porque sé cómo obedecer. Soy muy obediente para sentir en mí la rectitud de que Dios está conmigo.

El comando tiene un miedo. El amor tiene un servicio. Esa es la ley. Todo el mundo tiene miedo de esa orden. Pero esa orden está bajo el amor. Así que el miedo y el amor no son dos cosas separadas. El miedo es malo cuando proviene de una identidad inferior. El miedo es maravilloso cuando proviene de una identidad superior. Por eso digo, teman a Dios y a nadie más. El poder es el del miedo. Ama a Dios y a nadie más. Es la misma cosa.

Debes entender que el ego es muy limitante y el ego no es infinito. Así que, si quieres que todos sepan y que todos te conozcan, tienes que lidiar con el Infinito. Tienes que lidiar con la obediencia. El calibre más alto es que cuanto más efectivamente obedeces, más alta se vuelve tu conciencia. La Ley de la Obediencia es esta: tan eficazmente como obedeces un comando de conciencia superior, ese infinito hace que tu consciencia se convierta.

El ciclo de proyectividad de un maestro y un alumno es tan interminable como Dios. Aquellos que no aprenderán y escucharán en esta vida, nacerán una y otra vez. Un día, estudiarán con el que mantendrá las enseñanzas en su corazón y las recordará en su cabeza. Esta es la Ley Eterna de Dios. Es la ley eterna de *"Giaan*[6]*"*, conocimiento. El conocimiento sostiene la raza humana y nos guía por el camino de la santidad. A veces, saqueamos lo sagrado para incurrir en karma.

Nuestro propósito en esta vida es vivir en una conciencia superior y enseñar a otros a vivir en conciencia más alta. Pero la mejor prueba para esa conciencia es la humildad, desinterés, y dulzura. Cuando enseñes, enseña con honestidad, veracidad y franqueza. Como profesor, nunca comprometas. Como hombre, siempre comprométete. El profesor que compromete es un idiota. Una persona que no se compromete es un idiota. El profesor no enseña por sí mismo, pero por la conciencia superior. Y la conciencia superior nunca se comprometerá con la conciencia inferior. Esta es una ley directa que debe considerarse como una ley. Tiene que observarse como una ley.

Jee kee birtha hoe, gur bhai ardas kar

∽ Guru Arjan, página 519

Cualquiera que sea el deseo de
tu mente, díselo a tu Gurú.

---

6 *Giaan* significa conocimiento o sabiduría

Cuéntale a tu Gurú la historia de tu alma, la historia de tu mente y la historia de ti mismo. Si le cuentas tu historia a tu Gurú, Dios te escuchará. Esa es la ley. Cuando le cuentes tu historia a tu Gurú, Dios te escuchará. Deja que el Gurú también te cuente la historia a ti. Por eso lo llamas *hukam*[7]. Tomamos un *hukam* y el Gurú te cuenta su historia a ti. El Gurú te da sus órdenes a ti. Y le cuentas tu historia al Gurú. En el medio, idealmente, encuentras a Dios escuchando.

Una vez que llega un pensamiento, se manifestará. Esa es la Ley del Pensamiento.

> Pregunta: *Me gustaría saber qué significa que la marca esté escrita en la frente de solo unos pocos, pero ¿queremos liberar a todos?*

Ahí es donde se marca la marca. El compromiso con el Dharma es cuando uno marca la marca. El destino escrito en la frente cambia en ese momento en que el compromiso es verdadero. Por eso, en el pasado, la gente solía tocar los pies del Santo. Entonces todo lo que estaba escrito en la frente cambiaba en ese momento exacto del toque proporcionado. Se llama Ley del Cambio de Meridiano.

---

7 *Hukam* significa comando, orden del Gurú.

Alguien pregunta: "¿Cuándo yo seré liberado?" La respuesta es, cuando no estés limitado por el campo magnético de la tierra. La ley es así de simple.

Quienquiera que se comprometa con él Gurú, Dios se comprometerá con esa persona. Esa es la relación.

El *Tantra* es una ciencia del *unísono* que enseña desde el *multísono* al *unísono* a través de la longitud y latitud de todo el cosmos.

¿Por qué no te levantas por la mañana y practicas sadhana? Limpia tu mente, cuerpo, alma, espíritu, todo y sal positivo, capaz de afrontar cada día radiante y bello. Este es un principio, una ley. Lo que haces a tu alrededor para mantenerte limpio, si te lo haces a ti mismo, tus entornos serán limpiados por millones.

Todos en una vida tienen la oportunidad de servir a un maestro. Esa es la ley. No volverá de nuevo. Recuerda, ningún maestro regresa jamás.

LA LEY DEL MAESTRO ESPIRITUAL

Hay una Ley del Destino. Un maestro no se convierte en maestro. Un maestro está destinado a ser maestro. Y un estudiante no se convierte en estudiante. Un estudiante está destinado a ser estudiante. Quien esté destinado a ser estudiante, se convertirá en un gran maestro. Esa es la única ley que Dios no puede cambiar, que prevalecerá más allá de la existencia del Todopoderoso.

Un maestro es aquel que se vincula mentalmente con el maestro. Gurú Ram Das no está lejos de nosotros. Cuando nos vinculamos mentalmente con él, viene en nuestra ayuda exactamente como lo haría una persona física, pero con mucha más gracia. El Vínculo Dorado es la ley del alma conectada a través de la mente.

El Vínculo Dorado: si tienes fe en tu maestro, siempre serás un maestro. No tienes nada que aprender. Los maestros no son entrenados. Esa es la ley. Los maestros nacen de la fe, no de los espermatozoides. La energía de la enseñanza no se transfiere a través de poder físico. Más bien, transforma el poder físico y se transfiere a través del poder mental del maestro. Cuando te desconectas mentalmente del maestro, caes como maestro.

DEJA QUE LAS COSAS VENGAN

La ley de la felicidad es. "Deja que las cosas vengan a ti". Lo que venga a ti te hará feliz. Lo que persigues te hace miserable. El ir tras las cosas te hará sudar y te hará sentir miserable. Entonces, cuando lo tienes, no puedes manejarlo.

Si eres humano, aprende. Entonces ejerce por ti mismo tu primer derecho a ser humano. Quieres ser hermosa. ¿Para quién? ¿Cuántos de ustedes son hermosos para ustedes mismos? Después de veinte años de hablar contigo, ¿Te has vuelto hermosa y has dicho: "¿Me veo hermosa para mí?" Más allá de ti mismo, no hay compañía. Más allá de ti mismo, no tienes realidad. Más allá de ti mismo, no tienes proyección. Más allá de ti mismo, no existes. Es muy impactante para mí ver gente enferma por dentro. Cualquier persona que se expanda afuera para su fundación está enferma por dentro. Es una ley que no puede ser mentira. Es muy cierto. Si eres sólido por dentro, no necesitas el exterior. Luego hay una situación paradójica. Cuando eres sólido por dentro, vendrá el exterior. Porque dónde hay una deidad, hay devoción. Donde hay Dios, está Lakshmi. La riqueza, la felicidad, la prosperidad—todas estas tonterías por las que estás corriendo, no pueden venir por estar corriendo. La satisfacción no puede venir de andar corriendo al rededor. Esa es la ley—no se puede hacer nada afuera que no esté adentro.

Sodarshan Chakra Kriya

POSTURA: Siéntate en postura fácil, con un ligero Jalandhar Bandh.

OJOS: Los ojos están fijos en la punta de la nariz. Esta meditación no debe hacerse con los ojos cerrados.

MANTRA: *Whaa-Hey Guruu*

MUDRA & RESPIRACIÓN:

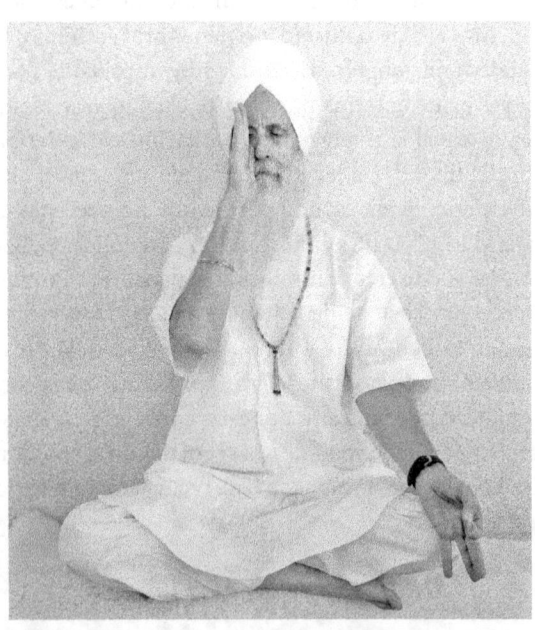

Bloquea la fosa nasal derecha con el pulgar derecho. Inhala lenta y profundamente a través de la fosa nasal izquierda. Suspende la respiración. Canta mentalmente el mantra *Whaa-Hey Guruu* 16 veces. Bombea el punto del ombligo 3 veces con cada repetición, una vez en *Whaa*; una vez en *Hey*; y una vez en *Guruu*, para un total de 48 bombeos ininterrumpidos.

Después de las 16 repeticiones, desbloquea la fosa nasal derecha. Coloca el dedo índice derecho (también se puede usar el dedo meñique) para

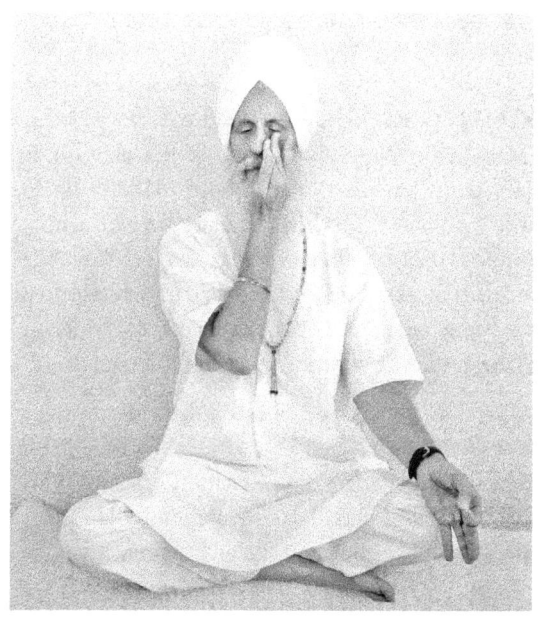

bloquear la fosa nasal izquierda y exhala lenta y profundamente por la fosa nasal derecha. Continua.

TIEMPO: 11-31 minutos. Los maestros practicantes pueden extender esta práctica a 62 minutos, luego a 2 ½ horas por día.

PARA FINALIZAR: Inhala, aguanta la respiración de 5 a 10 segundos y luego exhala. Estira los brazos hacia arriba y sacude cada parte de tu cuerpo durante 1 minuto, para que la energía se extienda.

COMENTARIOS: De los 20 tipos de yoga, incluido el Kundalini Yoga, este es el kriya más elevado. Esta meditación atraviesa toda la oscuridad. Te dará un nuevo comienzo. Es la kriya más simple, pero al mismo tiempo la más difícil. Atraviesa todas las barreras de la naturaleza interna neurótica o psicótica. Cuando una persona se encuentra en muy mal estado, las técnicas impuestas desde el exterior no funcionarán.

La presión tiene que ser estimulada desde dentro. La tragedia de la vida es cuando el subconsciente libera basura en la mente consciente. Esta kriya invoca al Kundalini para darte la vitalidad y la intuición necesarias para combatir los efectos negativos de la mente subconsciente. No hay tiempo, lugar, espacio ni condición adjunta a este mantra. Cada punto de basura tiene su propio tiempo para limpiar. Si vas a limpiar tu propia basura, debes estimarla y limpiarla lo más rápido que puedas o tan lento como desees. Comience a practicar lentamente, cuanto más lento, mejor. Comienza con 5 minutos al día y aumenta gradualmente el tiempo a 31 o 62 minutos. El tiempo máximo es de 2 horas y media al día.

La Ley de la Naturaleza

❦

Si obedeces la ley, la ley obedecerá en retorno. Cuando obedeces la Ley de la Madre Naturaleza, la Madre Naturaleza te obedecerá.

No hay nada en este mundo que necesites que la Madre Naturaleza no te proporcione. Un hombre o una mujer de Dios es proporcionado por Dios. Es una ley.

La felicidad es cuando haces algo por los demás para elevarlos. Entonces toda la Madre Naturaleza viene a elevarte.

En tu vida, hay dos caminos: cuando doblas tu espíritu, el universo entero se doblara contigo y, a medida que te elevas, elevarás tu espíritu; o puedes traicionarte a ti mismo. Tu calibre se basa en lo negativo y lo positivo. Es como un hermoso, hermoso día. Puede tirar de esta manera, puede tirar de esa manera. Y lo que sea que consigas en esta tierra no es nada. Es como la comida de un día. "Voy a almorzar". Entonces come. Come todo lo que quieras: se aplicará la Ley de Rendimientos decrecientes. Después de un tiempo no puedes comer nada más.

Una Ley Natural no puede romperse. Todas las demás leyes pueden hacerse y romperse. Pero las Leyes Naturales se hacen una vez y permanecen para siempre. Comprende la naturaleza de todo desde su propia base, su semilla elemental, y amplíalo.

Una Ley Natural es una ley incambiable. Cuando rompas la Ley Natural, atravesarás una reacción. Hay ciertas leyes que son creadas por el hombre, y al romperlas, serás castigado por el hombre. Pero hay algunas leyes que son Leyes Naturales. Si las rompes, lo lamentarás mucho.

Cualquier vida que no tenga un amortiguador tiene que ser la vida de un tonto. No puedes vivir sin un amortiguador. No puede haber nadie sin una línea de arco. Es una Ley de la Naturaleza.

Según la Ley de la Naturaleza, toda mujer tiene un impacto infinito en la tierra. Ella es el universo. Mientras no se vuelva universal, no podrá crear ese impacto universal.

Tu problema es que crees que todos piensan lo mismo que tú. No es cierto. Mantente y serás mantenido. Es una Ley de la Naturaleza. No puede salir mal. Es la ley a la que Dios mismo se inclinará.

Normalmente, si tienes un clavo en la mano, ¿qué te pasa? Sientes dolor. ¿Crees que Jesús estaba sufriendo cuando le clavaron los pies y las manos? No, no estaba. No le importaba—no hubo dolor. Si tu propio hijo hace algo insultantemente loco, no te hace daño. Te hace enojar. La locura es resistida por el espíritu. Esa es la ley. La naturaleza ha creado este cuerpo para inmunizarse a sí mismo contra el dolor cuando la tortura y la locura llegan a una persona justa. Es una función automática del sistema glandular.

"Si tu idioma es dulce, puedes ganar el mundo entero". Pero recuerda, cuando hablas con dulzura, también habla con franqueza, porque demasiados dulces producen granos. Hay otro dicho muy popular,

Aisey Kourey Na Ho Koiee Thuk De,
Aisey Mithey Na Ho Koiee Kha Ley.

"No seas tan dulce como para que todos quieran darte un mordisco. No seas tan amargado como para que todo el mundo te escupa hacia afuera"

¿Entiendes lo que digo? Eso se llama Ley Natural. Es la Ley Natural para ti para que hables con comprensión y escuches con comprensión.

LEYES DE LA VIDA

Cubre tu Karma

ABRIL 19, 2001

POSTURA: Siéntate derecho con las piernas cruzadas.

MUDRA: Coloca ambas manos sobre tu rostro, cubriéndolo totalmente. "Cúbrete la cara; cubre tu karma".

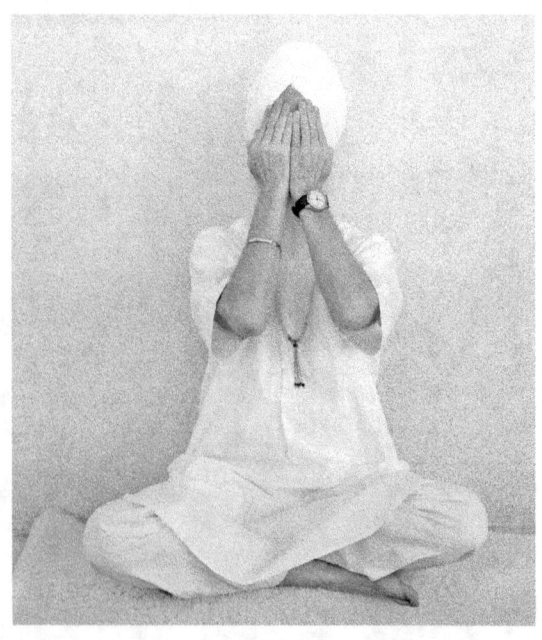

MANTRA: *Jamii Jam, Brahm Jam*, canta junto con la música de Nirinjan Kaur.

TIEMPO: 11 minutos.

PARA FINALIZAR: Manteniendo la postura, comienza a respirar profundamente mientras escuchas el mantra. Continúa durante 3 minutos. Inhala profundo, suspende la respiración y exhala. Repite una vez más. Relaja.

COMENTARIOS: La cosa más difícil de creer es *Jamii Jam, Brahm Jam*, "Somos nosotros y somos Dios". Puedo enseñar otros 100 años, pero no podré convencerte de que eres Dios. A veces ni siquiera crees que eres parte de Dios. Ni siquiera crees que el que gira esta tierra pueda hacerse cargo de tu rutina. Una vez que creas que eres Dios, la Madre Naturaleza comenzará a trabajar para ti.

La Ley de la Proyectividad

~

No puedes ser sujetado y sometido si no estás de acuerdo a hacerlo. Tiene que haber un acuerdo entre tú y tu psique proyectiva nuclear, en la instancia del campo magnético. Tiene que concentrarse para llevar ambas polaridades a la misma frecuencia. Eso crea una órbita de creatividad en la que tu mente, alma y yo están de acuerdo, en la misma frecuencia, en someter su poder proyectivo y elemental. Aceptar que estás sometido. Es una Ley de Proyectividad y es la ciencia de Dios. Es cierto sin importar el tiempo y el espacio. Sin tu propio consentimiento de la derrota, no hay nada que pueda derrotarte. Esa es la Primera Ley Creadora de la Mujer como Ser.

Hasta que no estés quieto, no puedes proyectar. Esa es la ley.

Tú no sabes cómo estar calmado. No sabes esperar. El mayor arte es sentarse y esperar y dejar que venga. Ese es el poder de la proyectividad.

Cuando estás totalmente embrujado por un impulso, ¿qué puedes hacer para salir de él inmediatamente? *Gutkaa, gutkaa, gutkaa, gutkaa.* "Yo soy la gracia de Dios". Eso es un *gutkaa*. Comienza a relacionarte contigo mismo y el mundo entero se relacionará contigo con la misma frecuencia. Esa es la ley. Cualquier frecuencia que aplicas a ti mismo, el mundo entero aplicara la misma frecuencia. De lo contrario tu propia frecuencia obligará a la otra frecuencia a llegar a esa frecuencia o será repelida.

Esta Ley de Proyectividad se llama Ley de la Ciencia Creativa Electromagnética en la que todo está en absoluto equilibrio. Nada se puede crear y nada se puede destruir.

LEYES DE LA VIDA

Conviértete en un Maestro del Espacio: Una Meditación Gutkaa

AGOSTO 2, 2000

POSTURA: Siéntate derecho con las piernas cruzadas.

MUDRA: Entrelaza las manos en Cerradura de Venus frente al Centro del Corazón, con los codos relajados hacia abajo.

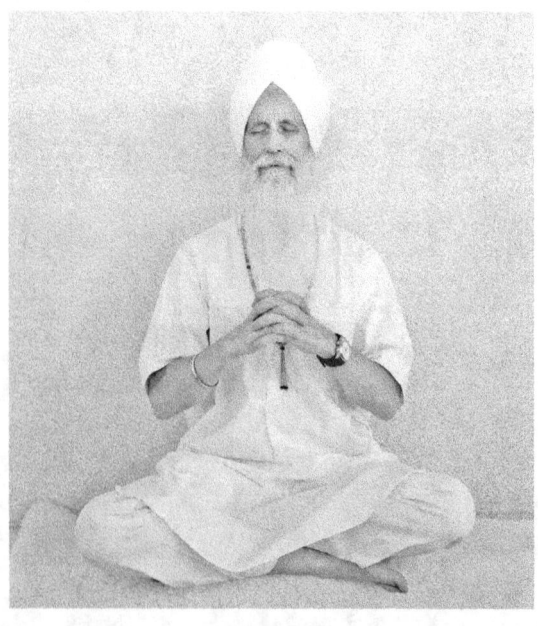

OJOS: Cerrados.

MANTRA:

Yo dentro de mí está la Pureza.
Yo dentro de mí está la Realidad.
Yo dentro de mí está la Gracia.
Soy el amo del espacio.

Canta en un tono monótono. Escucha lo que estás diciendo. Aprende a vivir y recordar esto todo el tiempo, como proyección y pauta de tu vida.

TIEMPO: 11 minutos.

PARA FINALIZAR: Inhala profundo, suspende la respiración, sincroniza tu cuerpo con esa pureza y piedad, aprieta cada fibra y molécula. Exhala. Repite una vez más. Inhala profundamente y relájate.

Leyes para Vivir

En Kundalini Yoga, la ley es que la persona debe ser sin deseos y debe ser un estudiante merecedor para poder elevarse por encima del tiempo y el espacio. Entonces, el profesor debería ayudarlo. Mientras estés sujeto al tiempo y al espacio, estarás sujeto a problemas y dolor. El tiempo tiene tracción y el espacio tiene un deber. Así que, entre la atracción y el deber, siempre estás vacilando. Pero cuando tu deber se convierte en belleza, te elevas por encima del tiempo. Cuando tu deber se convierte en tu amor, te elevas por encima del espacio.

El mayor problema es que tenemos muchos deseos; y sentimos que cuanto más deseamos y cuanto más cumplimos nuestros deseos, mejores somos. Pero, en realidad, el mayor deseo es no tener deseos. Ese es el único deseo que vale algo. Debes entender que cuando eras un niño eras inocente. Tuviste leche del seno de tu madre. En el momento en que te volviste deseoso y empezaste a jugar juegos, tú tuviste que preocuparte por todo lo demás. La Ley del Deseo es desear—de acumular, de pensar, de correr. El Gurú dice que es como el ciervo que tiene almizcle justo en su Punto del Ombligo. Corre y corre y corre como loco. Finalmente un día, se golpea y se cae y se rompe el cuello y llega al ombligo y huele el almizcle antes de morir.

Cuando conducimos el coche, giramos la llave y decimos

> *"Aad gurey nameh,*
> *Jugaad gurey nameh,*
> *Sat gurey nameh,*
> *Sirii guruu dayv-ey nameh.*
> *Wahe Guru ji ka Khalsa, Wahe Guru ji ki Fateh."*

Tú lo llamas un ritual; Yo lo llamo tomar veinte segundos. Si va a ocurrir un accidente, tiene que ocurrir en un cierto tiempo y espacio, en una cierta longitud y latitud.

> *"Desh kaal milay taa vidhee ban jaandee hai."*

"Longitud y latitud deben interceptarse a ese momento en que algo va a suceder".

Eso es una ley. No puedo cambiar el tiempo, pero puedo cambiar el espacio, así que te retrasaré veinte segundos.

Lo que estoy tratando de decirte es la ley básica en esta tierra; los que anden hacia el sol dejarán atrás las sombras; aquellos que caminan para crear las sombras nunca verán el sol.

Esta es la ley: en creatividad relativa, la psique de la polaridad permanece efectiva solo si la protección del núcleo y el centro del ciclo de vida es mantenida en equilibrio absoluto. Para que siempre pueda brillar. En Inglés simple: una vela te dará mejor luz si le colocas vidrio a su alrededor para que el aire que necesita esté controlado y la llama que brilla pueda tener protección.

Cuando no se me recuerda que soy parte de este universo y este universo es parte de mí, no se me recuerda que cuando puedo ver todo, solo entonces puedo ver a Dios en todo. De lo contrario, no puedo ver a Dios en nada. Entonces me convierto en "mi turba" y "mi territorio". Me vuelvo cruel. Me convierto en un animal, abalanzándome, protegiendo y atacando.

Cuando vives con tu experiencia aplicada y tu conciencia aplicada, entonces la naturaleza te enseñará a alcanzar al maestro. Y su maestría de la obediencia y el servicio te dará amor y excelencia. Esa es la ley: obedecer, servir, amar, sobresalir.

―――•―――

Entonces siempre hay una lucha entre la realidad y la no realidad. ¿Por qué? ¿Por qué hay una pelea? ¿Por qué hay divorcio aquí? ¿Por qué hay peleas entre personas? ¿Por qué la gente no es feliz? ¿Sabes por qué? Hay una respuesta muy simple: creemos que la tierra es permanente. Si simplemente aceptáramos la tierra como algo temporal, entonces tendríamos que aceptar todo lo que hagamos aquí. Nuestro comportamiento tendría que ser absolutamente decente. Pero no queremos aceptar eso. Cuando hablamos de *maya*, no significa dinero, no significa ropa de seda o joyas o un buen auto. Tú no entiendes la palabra *maya*. *Maya* significa cuando quieres atribuir y contribuir tu poder total de vida, tu vida *pranica*, para triunfar en esta tierra por las buenas o por las malas. *Maya* significa que la estancia temporal en la tierra se vuelve permanente y la estancia permanente de Dios se vuelve temporal. Eso es *maya*.

―――•―――

Una cosa para recordar es, todas las cosas vienen de Dios y todas las cosas van a Dios.

LEYES DE LA VIDA

Siente a Dios dentro de ti

OCTUBRE 10, 2001

POSTURA: Siéntate derecho con las piernas cruzadas.

MUDRA: Junta las manos, con la palma derecha hacia el lado opuesto del cuerpo y la palma izquierda apuntando hacia el cuerpo, frente al Centro del Corazón. Los codos están relajados.

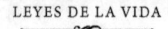

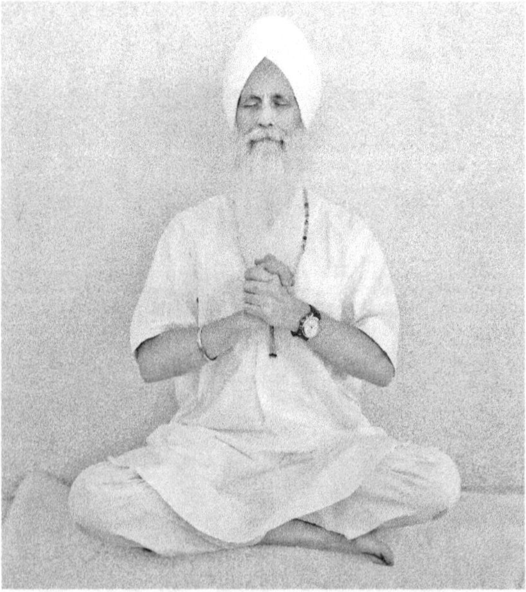

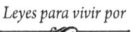

OJOS: Cerrados.

MANTRA: *Ang Sang Whaa-Hey Guruu*. Canta el mantra; se recomienda la versión de Nirinjan Kaur. Tira del ombligo hacia adentro y hacia arriba con los 5 golpes del mantra.

TIEMPO: 11 - 31 minutos.

PARA FINALIZAR: Inhala profundo y exhala por completo. Inhala profundo, suspende la respiración y estira la columna y las manos hacia arriba, manteniendo la cerradura, exhala y relaja.

COMENTARIOS: Te sorprenderá lo que hace. Siente al Creador dentro de ti. En nuestro corazón está nuestro Dios. No viene del exterior. Simplemente tenemos que sentirlo. Ese gran sentimiento es *Ang Sang Whaa-hey Guruu*.

La Ley del Infinito

La Ley del Infinito es: cuando una parte llega al todo y se conecta al todo, él todo tiene que aceptar la parte porque es la misma cosa.

Tienes que eliminar los bloqueos de tu propia inseguridad personal. Entonces, el 70% del Infinito comenzará a mantenerte arriba, fluyendo en ti, trabajando en ti y dándote lo que necesitas tener. ¡Eso es 100%! El veinte por ciento eres tú. El diez por ciento es el objeto con el que estás tratando. Y el 70% es quien te creó a ti y al objeto. Esa es la ley del 100%. Aquellos que no entienden esto viven una mentira. Nunca sabrán la verdad.

Aprende la palabra. Si aprendes la palabra, entonces hablarás la palabra. Cuando digas la palabra con sentido, todo el sinsentido de tu vida desaparecerá. Si te refieres a lo que dices, la mezquindad de la vida nunca vendrá. Esa es la Ley del Infinito, la de Dios, concedida al hombre.

Dios es Infinito. Todo lo que se multiplica por infinito se convierte en Infinito. Esa es la Ley del Infinito. Tan temprano en la mañana, levántate y multiplícate. Tómate a ti mismo y multiplícate por el Infinito.

Teme a Dios porque Dios no tiene miedo. Teme lo sin miedo. Indirectamente, eso significa volverse sin miedo y no tener miedo a la negatividad. Cuando decimos: "Teme a la ley", solo significa obedece la ley. Eso significa que podemos transmutar nuestra facultad del miedo para ganar positividad. Cuando le temes al infinito, eso significa que obedeces la Ley del Infinito. Cuando obedeces la Ley del Infinito, entonces los menosprecios te dejan. Ese es el significado práctico exacto.

Cuando dos elementos se encuentran, se forma un tercer elemento que se llama el elemento uno. Dos siempre hacen uno. Esa es una Ley de la Naturaleza. Esa es una Ley de Dios. Hombre y mujer se encuentran para tener un hijo. Esa es la Ley del Uno. Tú y yo nos reunimos para crear uno.

La Ley del Vacío es: no hay vacío.

La Ley del Vacío es, que Dios llenará el vacío.

Y la Ley del Vacío es que no puede haber vacío. Tú das. Tú serás satisfecho.

Cuando tu psique individual quiera elevarse, para resucitar, todas las psiquis humanas te ayudarán. Y no solo las psiques humanas aquí, todo el universo ayudará. Así es como la palabra personal se convierte en la palabra sanadora. Es solo esa concentración en la que te concentras en ti mismo, "Yo soy, Yo soy. Yo estoy curado. No tengo miedo. No tengo pasado. Mañana será maravilloso. Dios está conmigo. *Ang Sang Whaa-hey Guruu. Sat Naam*: "Verdadera es mi identidad, mi realidad es Verdad". *Deg, teg, fateh*: 'Mi poder para defender y mi poder para alimentar a la gente es mi victoria siempre." Estos sonidos son tan poderosos. Cuando su permutación y su combinación son realizadas, el humano es exaltado. Cuando eres exaltado o resucitado, se crea un vacío. Y la Ley del Vacío es que no hay vacío. Así que la psique completa del universo te elevará.

Lo más importante en tu vida no eres tú. Eso es puro ego negativo. Lo más importante en la vida no somos "nosotros". Porque "nosotros" puede ir y venir. Lo más importante es "Tú". Entonces todo vendrá a ti. Si te levantas, creas un vacío. Y la Ley del Vacío es, que no hay vacío cuando te elevas por encima de todo. Por eso dicen: "No actúes. No reacciones. Resucita." si resucitas, entonces todo vendrá a ti.

La Ley del Vacío es: eleva y la riqueza del mundo vendrá y te apoyará.

Hay una ley que Dios no puede cambiar, porque es Dios: la Ley de la Nada. En el *Muul Mantra*, es llamado *Ajuunii Saibhang*, por sí mismo. Dios tiene dos temperamentos. Uno es el Dios puro, que es por sí mismo y no hace nada. Luego está la parte activa de Dios, el creador. El primero es *Paraa Paarbraham Parmaatmaa*. Ese es *Saibhang*, Dios mismo. Y luego está el Dios Creador. Eso es Dios. Todas las religiones reconocen eso.

La ley que Dios no puede cambiar es la Ley de la Nada. ¿Qué le puedes hacer a la nada? No puedes hacer algo a nada. No puedes hacer nada a nada, porque nada es nada. Todo lo que se multiplica por cero se convierte en cero. Todo lo multiplicado por Dios se convierte en Dios. La Ley de la Nada es que no hay nada. Es como la Ley del Vacío en física. La Ley del Vacío es que no hay vacío.

Dios no tiene "adentro" que no tenga "afuera". Dios fuera y dentro son iguales, porque Dios es Uno. Su Unidad es Infinita. Todo lo que Dios crea, ese Dios lo recibe. Esa es la Ley de Dios.

La Ley de la Vida Humana es que el 'yo' debe transformarse a sí mismo en Infinito.

Existe la Ley de la Esencia Interior. Esta ley establece que hay un núcleo interno que dirige todo este universo. Te proporciona todos los trabajos que tienes que hacer y todos los trabajos que no debes realizar. Este núcleo interno es muy poderoso. Es como un cristal magnético que lleva toda la esencia de todos los elementos esenciales de este universo. Su magnitud es tan poderosa y tan sutil que se llama lo "Desconocido". En el misterio de la religión, se le llama "Dios".

Siempre que tengas dualidad, estarás en problemas. Esa es la ley. Nadie puede cambiarlo. No tener dualidad y para tener unidad y claridad mental, debes mantener tu mente limpia, inteligente y saludable. No solo tu cuerpo, también tu mente.

Cuando hablas contigo mismo, eres el mejor. Eso se llama meditación. Cuando tengas el control de tí mismo y te hables a tí mismo y patees tu charla negativa con tu personalidad positiva, ¡ganarás! Incluso Dios todopoderoso, el toro súper supremo no puede derrotarte. Y esa es la supremacía de un ser humano sobre Dios. Cuando Dios es siempre, siempre todopoderoso, la ley es que esto siempre tiene dos caras. Dios es la cosa más impotente del mundo porque no puede producir otro Dios. Solo recuerda: solo hay un Dios. No hay dos. Todo está en dos, excepto Dios. Por lo tanto, cuando te levantas y resucitas, tu dualidad desaparece. Tu divinidad se hace cargo. Te conviertes en Dios. Esa es la Ley de la Vida.

Donde no hay sacrificio personal, mental y emocional, no hay yo. Donde hay territorio, no hay infinito. Donde hay discriminación, no hay unísono. Estas son las reglas, tú Khalsa, que debes aprender. Estas son las leyes que debes obedecer. Si te territorializas en la esclavitud del yo, no tendrás unisonismo. Tu privilegio no prevalecerá.

Ahora te daré la ley científica. Cuando toda la energía y la materia se sincronizan en *shuniya*, en un punto, es Infinito. Y el Infinito no conoce la derrota. Entonces, ¿cómo puedes ser derrotado?

Cuando trabajas para la Divinidad, entonces la Divinidad está obligada a pagar, porque es infinito. Por tanto, el pago debe ser Infinito. Aquellos que toman una oportunidad para servir, infinitas oportunidades les servirán.

LEYES DE LA VIDA

Logra una Experiencia de Dios

AGOSTO 22, 1986

POSTURA: Siéntate en postura fácil.

MUDRA: Lleva las manos al nivel de los hombros, con las palmas hacia adelante; la parte superior de los brazos está cerca de la caja torácica. Lleva cada mano

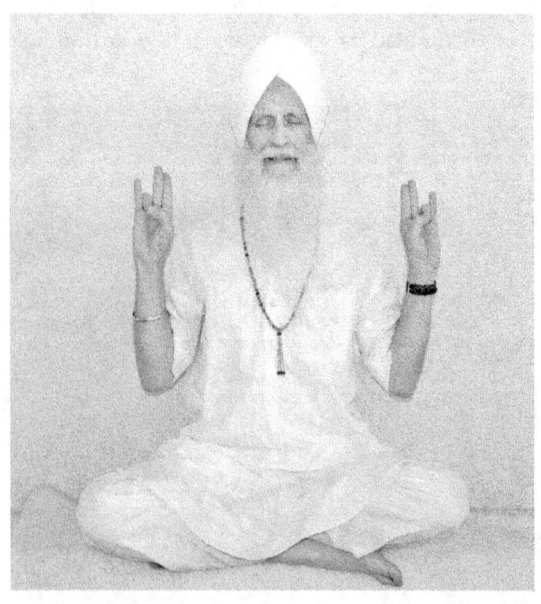

a *Surya Mudra* con el pulgar y el dedo sol (anular) tocándose. Mantén los otros tres dedos rectos.

OJOS: Cerrados.

MANTRA: La versión de *Rakhe Rakhan Har* de Singh Kaur's se recomienda. Medita silenciosamente.

TIEMPO: Empieza con 11 minutos y aumenta gradualmente hasta 31 minutos.

COMENTARIOS: Tus manos están en *Surya Mudra* y estás meditando en un *Surya Shabad*. Cierra los ojos y atraviesa la unidad. Deja que *surya* o la energía solar circulen.

Referencias

La Ley de la Identidad

© Las Enseñanzas de Yogi Bhajan. Fechas de origen en el orden de las citas:

- Abril 4, 1992. De notas personales de estudiantes. No verificado por KRI.
- Julio 4, 1994. Extracto de *The Creative Aspect of a Woman*, página 68.
- Julio 5, 1984. Extracto de *The Excellence of Woman*, página 87.
- Julio 8, 1980. Extracto de *Depth, Dimension and Direction*, página 46.
- Julio 3, 1992. Extracto de *The Caliber of Woman*, página 57.
- Septiembre 1, 1977.
- Febrero 8, 1996.

La Ley del Amado

© Las Enseñanzas de Yogi Bhajan. Fechas de origen en el orden de las citas:

- Julio 8, 1981. Extracto de *The Oriental Woman*, página 34-35.
- Julio 31, 1981. Extracto de *The Oriental Woman*, página 150.
- Julio 18, 1994. Extracto de *The Creative Aspect of a Woman*, página 153.
- Extracto de *The Science of Keeping Up*, Volume iii, number 1, 1996.
- Julio 7, 1987. Extracto de *Relaciones Autenticas series en DVD*, KRI.

La Ley del Karma

© Las Enseñanzas de Yogi Bhajan. Fechas de origen en el orden de las citas:

- Julio 18, 1984. Extracto de *The Excellence of Woman*, página 174.
- Junio 28, 1983. Extracto de *The Psychology of the Invincible Woman*, página 4.
- Marzo 26, 1985. Extracto de *The Power of Projection*, página 71-72.
- Julio 7, 1983. Extracto de *The Psychology of the Invincible Woman*, página 103.
- Julio 15, 1983. Extracto de *The Psychology of the Invincible Woman*, página 180.

- Julio 24, 1983. Extracto de *The Psychology of the Invincible Woman*, página 243 and 245.
- Febrero 13, 1985. Extracto de *The Radiant Body*, página 117.
- Julio 15, 1982. Extracto de *The Psychology of the Graceful Woman*, página 110.
- Julio 27, 1982. Extracto de *The Psychology of the Graceful Woman*, página 190.
- Junio 25, 1989. Extracto de *Trust, Tools and Temperament*, página 4.
- Julio 1, 1992. Extracto de *The Caliber of Woman*, página 24.
- Julio 31, 1983. Extracto de *The Psychology of the Invincible Woman*, página 310.
- Julio 19, 1977. Extracto de *Women in Training II*, página 137.
- Julio 19, 1977. Extracto de *Women in Training II*, página 161.
- Mayo 10, 1987. Extracto de "The Path of the Giver." 3ho.org.
- Marzo 24, 1980.
- Julio 21, 1983. Extracto de *The Psychology of the Invincible Woman*, página 416-417.
- Abril 22, 1990.
- Enero 8, 1985. Extracto de *The Radiant Body*, página 22.
- Enero 6, 1990. Extracto de "Security and Prosperity." *Yogibhajan.org*.

La Ley del Hombre y la Mujer

© Las Enseñanzas de Yogi Bhajan. Fechas de origen en el orden de las citas:

- Extracto de *Hombre a Hombre, Volumen 1*, página 4. circa 1978.
- Extracto de *Hombre a Hombre, Volumen 1*, página 4. circa 1978.
- Extracto de *Hombre a Hombre*, página 12-13. Boston. 1978.
- Extracto de *Hombre a Hombre*, página 8-9. Boston. 1978.
- Julio 4, 1994. Extracto de *The Creative Aspect of a Woman*, página 71.
- Extracto de *Hombre a Hombre*, página 10. Boston. 1978.
- Mayo 26, 1977.
- Extracto de *Hombre a Hombre*, página 45. circa 1978.
- Julio 2, 1978. Extracto de *Comparative, Comprehensive Communication*, página 3.
- Extracto de *Hombre a Hombre*, página 45. circa 1978.
- Julio 7, 1982. Extracto de *The Psychology of a Graceful Woman*, página 44.
- Agosto 4, 1983. Extracto de *The Psychology of the Invincible Woman*, página 342.

La Ley de la Comunicación

© Las Enseñanzas de Yogi Bhajan. Fechas de origen en el orden de las citas:

- Julio 22, 1982. Extracto de *The Psychology of the Graceful Woman*, page 156.
- Marzo 24, 1977.
- Julio 28, 1982. Extracto de *The Psychology of the Graceful Woman*, página 198.

- Julio 10, 1989. Extracto de *Trust, Tools and Temperament*, página 103.
- Julio 1, 1987
- Junio 27, 1989. Extracto de *Trust, Tools and Temperament*, página 16.

La Ley del Equilibrio y la Polaridad

© Las Enseñanzas de Yogi Bhajan. Fechas de origen en el orden de las citas:

- Marzo 26, 1985. Extracto de *The Power of Projection*, página 78.
- *Febrero* 13, 1985. Extracto de *The Radiant Body*, página 116.
- Agosto 17, 1995.
- Enero 15, 1985. Extracto de *The Radiant Body*, página 50-51.
- Septiembre 12, 1977.
- Julio 25, 1984. Extracto de *The Excellence of Woman*, página 214.
- Agosto 17, 1979. Extracto de *Comparative, Comprehensive Communication*, página 182.
- Marzo 24, 1977.
- Julio 7, 1980. Extracto de *Depth, Dimension and Direction*, página 40.
- Julio 14, 1981. Extracto de *The Oriental Woman*, página 47.
- Marzo 26, 1985. Extracto de *The Power of Projection*, pages 67-68.
- Mayo 16, 1977.
- Julio 5, 1992. Extracto de *The Caliber of Woman*, página 64.

- Septiembre 1, 1977.
- Marzo 16, 1985. Extracto de *The Power of Projection*, página 68.
- *Kundalini Quarterly Fall Equinox* 1976, página 12.
- Extracto de *Hombre a Hombre, compilación*, página 46. circa 1978.
- Julio 1, 1983. Extracto de *The Psychology of the Invincible Woman*, página 39.
- Julio 10, 1983. Extracto de *The Psychology of the Invincible Woman*, página 125.
- Abril 11, 1977.
- Octubre 8, 1989.
- Marzo 26, 1985. Extracto de *The Power of Projection*, página 67.
- Agosto 30, 1991. Extracto de "Attitude of gratitude." *3ho.org*.

The Laws of Life

© Las Enseñanzas de Yogi Bhajan. Fechas de origen en el orden de las citas:
- Julio 2, 1984. Extracto de *The Excellence of Woman*.
- Julio 11, 1994. Extracto de *The Creative Aspect of a Woman*, página 109.
- Mayo 1, 1991.
- Agosto 23, 1987.
- Junio 23, 1972. Extracto de *Transitions to a Heart Centered World : Through the Kundalini Yoga and Meditacions of Yogi Bhajan*.
- Julio 20, 1992. Extracto de *The Caliber of Woman*, página 184.

- Agosto 3, 1981. Extracto de *The Oriental Woman*, página 162.
- Julio 19, 1981. Extracto de *The Oriental Woman*, página 78.

Leyes Simples

© Las Enseñanzas de Yogi Bhajan. Fechas de origen en el orden de las citas:

- Marzo 18, 1985. Extracto de *The Power of Projection*, página 18.
- Extracto de "Dear Yogiji – Questions and answers about Mind and Meditación." *3ho.org*.
- Julio 12, 1983. Extracto de *The Psychology of the Invincible Woman*, página 147.
- Julio 3, 1982. Extracto de *The Psychology of the Graceful Woman*, página 14.
- Julio 11, 1983. Extracto de The Psychology of the invincible Woman, página 135.
- Julio 31, 1984. Extracto de The excellence of Woman, página 245.
- Marzo 24, 1977.

Leyes Cósmicas

© Las Enseñanzas de Yogi Bhajan. Fechas de origen en el orden de las citas:
- Agosto 17, 1989. Extracto de "On Behalf of the Earth," *3ho.org*.
- Julio 22, 1977. Extracto de *Women in Training II*, página 242.
- Julio 20, 1977. Extracto de *Women in Training II*, página 178.

La Voluntad de Dios

© Las Enseñanzas de Yogi Bhajan. Fechas de origen en el orden de las citas:
- Julio 21, 1987. Extracto de *Crossing the Crossroads of Crisis*, página 122.

La Ley del Escudo Divino

© Las Enseñanzas de Yogi Bhajan. Fechas de origen en el orden de las citas:
- Julio 21, 1987. Extracto de *Crossing the Crossroads of Crisis*, página 123.
- Agosto 16, 1979. Extracto de *Comparative Comprehensive Communication*, página 174.
- Agosto 14, 1979. Extracto de *Comparative Comprehensive Communication*, página 158.

La Ley de la Familia y la Madurez

© Las Enseñanzas de Yogi Bhajan. Fechas de origen en el orden de las citas:

- Julio 19, 1981. Extracto de *The Oriental Woman*, página 76-77.
- Junio 27, 1993. Extracto de *The Power of Woman*, página 1.
- Julio 20, 1977. *Extracto de Women in Training II*, página 168.
- Julio 14, 1981. Extracto de *The Oriental Woman*, página 47.
- Junio 29, 1989. Extracto de *Trust, Tools and Temperament*, página 33.
- Julio 8, 1981. Extracto de *The Oriental Woman*, página 34.
- Abril 11, 1977.

La Primera Ley

© Las Enseñanzas de Yogi Bhajan. Fechas de origen en el orden de las citas:

- Julio 19, 1977. Extracto de *Women in Training II*, página 146.

La Ley de la Regla

© Las Enseñanzas de Yogi Bhajan. Fechas de origen en el orden de las citas:

- Julio 11, 1983. Extracto de *The Psychology of the Invincible Woman*, page 135.
- Extracto de *Hombre a Hombre*, página 20. Boston. 1978.

La Ley de Dar

© Las Enseñanzas de Yogi Bhajan. Fechas de origen en el orden de las citas:

- Extracto de *Hombre a Hombre, compilación*, página 45. Circa 1978.
- Marzo 26, 1985. *Extracto de The Power of Projection*, página 78.
- Mayo 9, 1996. De notas personales de estudiantes. No verificado por KRI.
- Febrero 18, 1985. Extracto de *The Radiant Body*, página 135.
- Extracto de "Learning to Bless." 3ho.org.

La Ley de la Práctica Espiritual

© Las Enseñanzas de Yogi Bhajan. Fechas de origen en el orden de las citas:

- Julio 15, 1975. Extracto de *Under the Blue Skies of New Mexico*, página 82.
- Julio 14, 1975. Extracto de *Under the Blue Skies of New Mexico*, página 65.
- Julio 4, 1977. Extracto de *Women in Training II*, página 98.
- Enero 1, 1996.
- Julio 10, 1979. Extracto de *Comparative, Comprehensive Communication*, página 53.
- Julio 12, 1979. Extracto de *Comparative Comprehensive Communication*, página 81.
- Junio 27, 1993. Extracto de *Power of Woman*, página 4.

- Julio 16, 1981. Extracto de *The Oriental Woman*, página 61.
- Junio 27, 1993. Extracto de *Power of Woman*, página 4.
- Junio 28, 1992. Extracto de *The Caliber of Woman*, página 7.
- Agosto 2, 1983. Extracto de *The Psychology of the Invincible Woman*, página 319.
- Abril 16, 1986.
- Julio 22, 1981 Extracto de *The Oriental Woman*, página 106.
- Marzo 25, 1985. Extracto de *The Power of Projection*, página 64.
- Septiembre 18, 1971. Extracto de "Spiritual Teacher." 3ho.org.
- July 3, 1994. Excerpt from *The Creative Aspect of a Woman*, page 58.
- Junio 26, 1994. Extracto de *The Creative Aspect of Woman*, página 12.
- Julio 10, 1978. Extracto de *The Beaming Faculty of Woman*, página 45.
- Julio 23, 1978. *Extracto de The Beaming Faculty of Woman*, página 85.
- Agosto 4, 1983. Extracto de *The Psychology of the Invincible Woman*, página 345.
- Agosto 25, 1978. Extracto de *The Beaming Faculty of Woman*, página 191.
- Julio 13, 1983. Extracto de *The Psychology of the Invincible Woman*, página 158.
- Agosto 17, 1978. Extracto de *The Beaming Faculty of Woman*, página 127.

La Ley del Maestro Espiritual

© Las Enseñanzas de Yogi Bhajan. Fechas de origen en el orden de las citas:
- Enero 5, 1994.
- Agosto 23, 1978. Extracto de *The Beaming Faculty of Woman*, página 168.
- Agosto 23, 1978. Extracto de *The Beaming Faculty of Woman*, página 168.

Deja que las Cosas Vengan

© Las Enseñanzas de Yogi Bhajan. Fechas de origen en el orden de las citas:
- Marzo 15, 1995. De notas personales de estudiantes. No verificado por KRI.
- Marzo 25,1990.
- Julio 8, 1980. Extracto de *Depth, Dimension and Direction*, página 48.

La Ley de la Naturaleza

© Las Enseñanzas de Yogi Bhajan. Fechas de origen en el orden de las citas:
- Julio 4, 1978. Extracto de *The Beaming Faculty of Woman*, página 13.
- Agosto 8, 1977. Extracto de *All Things Come From God, All Things Go To God*, página 328.
- Marzo 8, 1999. De notas personales de estudiantes. No verificado por KRI.

- Septiembre 1, 1977.
- Julio 11, 1983. Extracto de *The Psychology of the Invincible Woman*, página 134.
- Julio 7, 1980. Extracto de *Depth, Dimension and Direction*, página 40.
- Julio 8, 1982. Extracto de *The Psychology of the Graceful Woman*, página 57.
- Julio 11, 1994. Extracto de *The Creative Aspect of a Woman*, página 106.
- Diciembre 31, 1991. *Harisingh.com*.
- Julio 31, 1981. Extracto de The Oriental Woman, página 147.
- Julio 1, 1987.

La Ley de la Proyectividad

© Las Enseñanzas de Yogi Bhajan. Fechas de origen en el orden de las citas:

- Junio 26, 1984. Extracto de *The Excellence of Woman*, página 15.
- Agosto 12, 1979. Extracto de *Comparative Comprehensive Communication*, página 145.
- Enero 14, 1985. Extracto de *The Radiant Body*, página 38.
- Julio 27, 1982. Extracto de *The Graceful Woman*, página 187-188.
- Marzo 26, 1985. Extracto de *The Power of Projection*, página 68.

Leyes para Vivir

© Las Enseñanzas de Yogi Bhajan. Fechas de origen en el orden de las citas:
- Agosto 2, 1983. Extracto de *The Psychology of the Invincible Woman*, página 318.
- Julio 19, 1981. Extracto de *The Oriental Woman*, página 77.
- Julio 27, 1983. Extracto de *The Psychology of the Invincible Woman*, página 275.
- Agosto 2, 1983. Extracto de *The Psychology of the Invincible Woman*, página 449.
- Junio 27, 1984. Extracto de *The Psychology of the Invincible Woman*, página 25.
- Marzo 24, 1977.
- Junio 27, 1993. Extracto de *The Power of Woman*, página 3.
- Julio 15, 1994. Extracto de *The Creative Aspect of Woman*, página 140-141.
- Julio 5, 1981. Extracto de *The Oriental Woman*, página 5.
- Julio 19, 1977. Extracto de *All Things Come From God and All Things Go To God*, página 161.

La Ley del Infinito

© Las Enseñanzas de Yogi Bhajan. Fechas de origen en el orden de las citas:
- Junio 26, 1996. Extracto de *Looking Into One's Self*, página 36.
- Marzo 5, 1989.

- Julio 6, 1992. Extracto de *The Caliber of Woman*, página 72.
- Julio 4, 1982. Extracto de *The Psychology of the Graceful Woman*, página 22.
- Julio 3, 1978. Extracto de *The Beaming Faculty of Woman*, página 10.
- Junio 25, 1987. Extracto de "Control of the Mind." *3ho.org*
- Julio 5, 1982. Extracto de *The Psychology of the Graceful Woman*, página 33.
- Septiembre 11, 1992. De notas personales de estudiantes. No verificado por KRI.
- Marzo 26, 1985. Extracto de *The Power of Projection*, página 77.
- Julio 28, 1994. Extracto de *The Creative Aspect of a Woman*, página 207.
- Julio 1, 1992. Extracto de *The Caliber of Woman*, página 25.
- Julio 22, 1992. Extracto de *The Caliber of Woman*, página 193.
- Junio 27, 1989. Extracto de *Trust, Tools and Temperament*, página 15.
- Junio 27, 1989. Extracto de *Trust, Tools and Temperament*, página 15.
- Julio 20, 1977. Extracto de *All Things Come From God and All Things Go To God*, página 179.
- Julio 23, 2001
- Julio 13, 1978. Extracto de *The Beaming Faculty of Woman*, página 47.

- Julio 4, 1982. Extracto de *The Psychology of the Graceful Woman*, página 22.
- Julio 1, 1992. Extracto de *The Caliber of Woman*, página 27.
- Junio 26, 1994. Extracto de *The Creative Aspect of a Woman*, página 8.
- Julio 19, 1982. Extracto de *The Psychology of the Graceful Woman*, página 138.
- Julio 15, 1975. Extracto de *Under the Blue Skies of New Mexico*, página 81.

Acerca de la Editora

Hargopal Kaur Khalsa ha sido estudiante de Yogi Bhajan desde finales de los 70. Comenzó tomando clases de Kundalini Yoga, que despúes de 3 meses la inspiraron a ir al retiro de Yoga del Solsticio de Verano que se llevó a cabo en Nuevo México, la tierra del encanto. Fueron 10 días de Kundalini Yoga, Yogi Bhajan dando conferencias, enseñando meditaciones, Yoga Tántrico Blanco, y no hubo vuelta atrás. Tú sabes cuando tu alma resuena. En uno de los retiros del Solsticio de Verano, Yogi Bhajan dirigió una meditación en la que cientos de nosotros experimentamos el amor universal. Fue tan profundo que hoy, más de 20 años después, mi corazón se abre y se expande con solo pensarlo.

Hargopal tiene una práctica de curación y enseña Sat Nam Rasayan®, una antigua modalidad de curación yóguica. También es facilitadora de Constelaciones Familiares. Estos enfoques curativos son su pasión. Con experiencia en Física, Hargopal ha trabajado en la industria aeroespacial durante más de 30 años. Hargopal se ha basado en su amor temprano por la Física y su búsqueda de comprender la realidad en una pasión por estos enfoques pragmáticos de curación metafísica que combinan compasión, servicio, autotransformación y conciencia.

Recursos

The Kundalini Research Institute
Tu fuente de Kundalini Yoga como lo enseñó Yogi Bhajan® Entrenamiento de Profesores, Recursos en Línea, Publicaciones e Investigación
www.kundaliniresearchinstitute.org

The Yogi Bhajan Library of Teachings
¡Manteniendo Vivo el Legado!
www.yogibhajan.org

3HO - Healthy Happy Holy Organization
Para obtener información sobre eventos internacionales:
www.3HO.org

Para encontrar un maestro en su área o para obtener más información sobre cómo convertirse en un maestro de Kundalini Yoga:
www.kundaliniyoga.com

Para obtener más información sobre los mantras y la música que se utilizan con estas meditaciones:
www.kundaliniresearchinstitute.org
www.spiritvoyage.com
iTunes o CDBaby.com

www.ingramcontent.com/pod-product-compliance
Lightning Source LLC
Chambersburg PA
CBHW052307300426
44110CB00035B/2163